rororo

ro
ro
ro

Diabetes ist eine der komplexesten chronischen Erkrankungen, und sie betrifft uns ganzheitlich. Betroffene haben vor allem damit zu kämpfen, dass die Unbeschwertheit im Alltag verloren geht und sie ihr Leben nach der Krankheit ausrichten müssen. Eva Gerhartsreiter gibt ihnen essenzielle Tipps und Hilfestellungen an die Hand, um die Krankheit zu akzeptieren, den Alltag mit ihr anzunehmen und einen mentalen Notfallkoffer voller wertvoller Werkzeuge zusammenzustellen, sodass der ganz persönliche Weg zu einem positiven Leben mit Diabetes gelingt.

Eva Gerhartsreiter, geboren 1976 in Berchtesgaden, ist Psychologin und hat sich nach verschiedenen Erfahrungen in klinischen Einrichtungen und Beratungsstellen seit vielen Jahren auf den Bereich Diabetes spezialisiert. Als eine der wenigen Diabetes-Psychologinnen in Deutschland hält sie Fachvorträge, bildet Diabetes-Beraterinnen und -Berater aus, und vor allem hilft sie Menschen, besser mit der Erkrankung zurechtzukommen.

Eva Gerhartsreiter

Gut leben mit Diabetes

Was die Krankheit mit der Seele macht und wie Sie zu neuer Kraft finden

Rowohlt Taschenbuch Verlag

1. Auflage

Originalausgabe
Veröffentlicht im Rowohlt Taschenbuch Verlag, Kirchenallee 19,
20099 Hamburg, November 2025

Covergestaltung zero-media.net, München
Innengestaltung und Daumen-Ikons Daniel Sauthoff
Satz Chronicle Text bei Dörlemann Satz, Lemförde
Druck und Bindung CPI books GmbH, Leck
ISBN 978-3-499-01765-0

Kontaktadresse nach EU-Produktsicherheitsverordnung:
produktsicherheit@rowohlt.de

FSC
www.fsc.org
MIX
Papier | Fördert
gute Waldnutzung
FSC® C083411

Inhalt

Vorwort

Liebe Leserin, lieber Leser,

dieser psychologische Ratgeber mit vielen praktischen Übungen und neuen Erkenntnissen aus der Diabetes-Forschung richtet sich an alle Menschen mit Diabetes sowie Angehörige. Das Ziel: gut leben mit der Erkrankung. Sie werden erfahren, dass Diabetes den Menschen ganzheitlich betrifft – nicht nur den Körper, sondern vor allem auch die Seele. Dieses Buch ist kein medizinisches Schulungsbuch. Diabetologisches Grundlagenwissen wird nur dann vermittelt, wenn es für das Verständnis von psychologischen Zusammenhängen erforderlich ist.

Wie mit der Angst vor Unterzuckerung umgehen? Wie schaffe ich es, mich mehr zu motivieren? Und wie kann ich im Alltag besser mit meinem Diabetes klarkommen? Das sind Fragen, die mir häufig in meiner Online-Praxis für Diabetes-Psychologie gestellt werden. Sollten auch Sie Antworten darauf suchen, kann dieses Buch ein wertvoller Begleiter für Ihren Alltag werden und helfen, diabetesbezogenen Belastungen auf die Spur zu kommen, sie nachhaltig zu verbessern und aufzulösen.

Betrachten Sie die Anregungen und Impulse als Erweiterung für Ihren Werkzeugkoffer, in dem Sie auch Ihr «emotionales Handwerkszeug» für Ihren Alltag mit Diabetes aufbewahren. Ziel ist es, Ihren Koffer im Laufe des Buches mit neuen Methoden und Erkenntnissen zu füllen.

Lesen allein reicht oft nicht aus, um etwas zu verändern. Dieses Buch vermittelt Ihnen deshalb nicht nur psychologisches Wissen, sondern ist auch als Arbeitsbuch zu sehen, in dem Sie nach jedem

Kapitel oder wichtigen Abschnitten eingeladen werden, sich mit Ihren eigenen Gedanken und Erfahrungen zu beschäftigen und sie festzuhalten. Tragen Sie alles ein, was Ihnen dabei durch den Kopf geht. Sie können auch ein Heft oder Büchlein anlegen und Ihre Erkenntnisse hineinschreiben.

Nachdem eine gewisse Zeit vergangen ist, empfehle ich Ihnen, sich erneut mit diesem Ratgeber und Ihren Aufzeichnungen zu beschäftigen. Hat sich Ihre aktuelle Verfassung zwischenzeitlich verändert? Und wovon konnten Sie am meisten profitieren?

Dieses Buch ersetzt keine Psychotherapie. Es kann jedoch ein Anfang sein, sich dem Thema Diabetes und seinen Einflüssen auf die Psyche zu nähern. Außerdem kann es Möglichkeiten für Veränderungen aufzeigen, die dazu beitragen können, besser mit Diabetes zurechtzukommen.

Im Sinne einer besseren Lesefreundlichkeit habe ich mich für eine eingeschränkte Verwendung der üblichen Genderformen entschieden. Sämtliche Personenbezeichnungen gelten daher für alle Geschlechter. Darüber hinaus werden die Begriffe «Seele» und «Psyche» gleichbedeutend verwendet.

Ob Sie die Diabetes-Diagnose gerade erst erhalten haben oder bereits mit Diabetes leben: Dieser Ratgeber kann Ihnen viele Impulse für Ihren Alltag geben.

Über mich: Diabetes im Fokus

Ich erinnere mich gut an eine junge Patientin mit Typ-1-Diabetes, die ich vor zwanzig Jahren in einem Internat für chronisch kranke Kinder und Jugendliche betreut habe. Freudestrahlend meinte sie nach unserem Gespräch: «Läuft!», und streckte den Daumen nach oben. «Wissen Sie, ich geb's ja ungern zu, aber dass ich meinen Diabetes akzeptiert habe, hat viel verändert. Schön, Sie in meinem Diabetes-Team zu haben.»

Sätze, die mich nachhaltig beeinflusst haben und die mit dazu führten, mich als in Österreich studierte Psychologin (und eine von wenigen Fachpsychologinnen Diabetes in Deutschland) immer mehr der Diabetes-Psychologie zu verschreiben. Mittlerweile durfte ich unzählige Betroffene mit Typ 1 und Typ 2 jeglichen Alters bei ihren individuellen psychologischen Anliegen rund um die Erkrankung unterstützen – in persönlichen Vor-Ort-Gesprächen oder in meiner Online-Praxis.

Meine langjährige Erfahrung gebe ich gerne weiter: ob seit zehn Jahren als Ausbilderin für Diabetes-Berater an der Diabetes-Akademie Traunstein, als Vortragsreferentin oder Autorin von Beiträgen in Fachzeitschriften und von diesem Buch.

Leben mit Diabetes ist eine Reise voller Höhen und Tiefen. Ich bin fest davon überzeugt, dass mit der richtigen Unterstützung das Leben nicht nur lebenswert sein, sondern sogar bereichert werden kann.

Ihre Eva Gerhartsreiter

Fachpsychologin Diabetes DDG[1] / Adipositas-Trainerin
Kinder-, Jugend- und Familienpsychologin BÖP[2] / Klinische und Gesundheitspsychologin / Heilpraktikerin für Psychotherapie

www.diabetes-psychologin.de

1 DDG = Deutsche Diabetes Gesellschaft
2 BÖP = Berufsverband Österreichischer Psychologen

Einleitung oder Was die Psyche mit Diabetes zu tun hat

Diabetes ist eine Kohlenhydrat-Stoffwechselerkrankung, die zu erhöhten Blutzuckerwerten führt. Rund 11 Millionen Menschen in Deutschland leben mit Diabetes. Was viele nicht wissen: Es ist eine körperliche Erkrankung, die wie kaum eine andere in Wechselwirkung mit der Psyche steht.

Verhaltensweisen für einen gesunden Lebensstil im Rahmen der Diabetes-Therapie sind durch die Gefühlslage beeinflussbar. Wenn Sie sich wohlfühlen, fällt es leichter, gesund zu essen, als in trauriger Stimmung. Wenn Sie müde und ausgelaugt sind, ist das Aufraffen zu Bewegung schwieriger, weil die Kraft fehlt. Und wenn Sie einen vollen Terminkalender haben, werden Sie ärztliche Termine eher verschieben und Blutzuckerkontrollen vernachlässigen. Zudem können das Einhaltenmüssen von Regeln und die vielen Anforderungen auf Dauer zu ernsthaften psychischen Erkrankungen wie Depressionen und Essstörungen führen – die dann das Gelingen einer Diabetes-Behandlung zusätzlich erschweren.

Belastende Gefühlslagen wie Stress, Angst und depressive Zustände können sich nicht nur auf das Verhalten auswirken, sondern haben einen direkten Effekt auf die Stoffwechsellage und können den Blutzucker unmittelbar erhöhen. Als Ursachen werden Hormonausschüttungen und Veränderungen von Botenstoffen im Gehirn angenommen.

Gedanken und Gefühle haben großen Einfluss auf die Diabetes-Selbstbehandlung. Je mehr Sorgen Sie sich machen, desto «schlechter» sind oft die Blutzuckerwerte. Was die wenigsten wissen: Dinge, die im Negativen funktionieren, funktionieren auch im Positiven. Je ausgeglichener Sie sind und je besser es Ihnen seelisch geht, desto günstiger ist das für Ihre Stoffwechseleinstellung.

Heute empfehlen medizinische Leitlinien, bei der Diabetes-Behandlung körperliche und psychosoziale Aspekte gleichermaßen zu berücksichtigen. Deshalb gibt es seit 25 Jahren speziell ausgebildete «Fachpsychologen Diabetes DDG», die dazu beitragen, die psychosoziale Versorgungslandschaft von Menschen mit Diabetes zu verbessern.

Nun folgt die erste Selbsteinschätzung in diesem Buch. Sie finden sie als «Selbst-Check» bezeichnet an jedem Kapitelende und nach wichtigen Sinnabschnitten. Bitte kreuzen Sie an oder füllen Sie aus.

Wenn Sie an Ihre Diabetes-Erkrankung und Ihren Umgang damit denken, was würden Sie spontan sagen: Wie kommen Sie mit dem Diabetes zurecht?

Selbst-Check
Kurze Selbsteinschätzung vorab

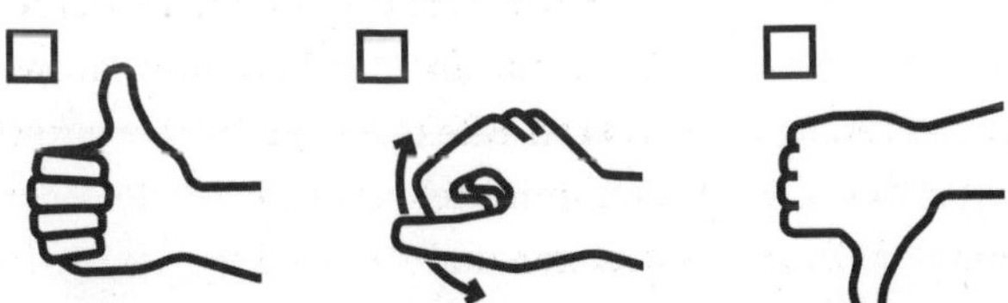

Läuft *Mal so, mal so* *Bin unzufrieden*

Sofern noch nicht alles läuft:

Was nervt Sie am Diabetes oder sollte anders sein?
Gehen Sie gedanklich Ihren Alltag durch und notieren Sie alles, was Ihnen einfällt – ob es der regelmäßige Blick auf den Blutzucker oder Sensorwert, Unzufriedenheit mit dem Essverhalten oder Kontrollbesuche beim Arzt sind.

....

....

....

....

....

....

Welche Teile der Diabetes-Therapie laufen bereits gut?
Sollten Sie darüber nachdenken müssen, ist das völlig normal. Generell fällt es Menschen leichter, Negatives zu finden als Positives. Und oftmals sind es die automatisierten und bereits verinnerlichten Dinge, die wie Zähne putzen als selbstverständlich und nicht der Rede wert erachtet werden. Bitte notieren Sie diejenigen, die Ihren Diabetes betreffen.

....

....

....

....

....

....

TEIL A:

Herausforderungen im Diabetes-Alltag

Diabetes – 24/7 in allen Lebensbereichen präsent, ob man will oder nicht.

KAPITEL 1: Warum gerade ich? Auf die Akzeptanz kommt es an

Es ist nicht gerecht

Warum ist das Leben so ungerecht? Warum ich? Das fragen sich viele Diabetes-Betroffene ab und an. Wer erfährt, dass er Diabetes hat, ahnt oft bereits zu diesem Zeitpunkt, dass sich das Leben verändern wird. Das kann vor allem zu Beginn verunsichern, weil nicht klar ist, wie weitreichend die Veränderungen sein werden.

Die chronische Erkrankung nimmt sich nicht einfach nur ein Stück Gesundheit, sondern vor allem Spontaneität vom Leben der Betroffenen – und auch eine Unbeschwertheit, die bis dato oft vorhanden gewesen ist. Diabetes zu akzeptieren, kann vor allem zu Beginn schwerfallen, schließlich hat man sich die Krankheit nicht ausgesucht. Man wurde nicht gefragt, noch nicht einmal vorgewarnt. Erkrankungen und Leid werden im Leben leider ungerecht verteilt. Auf die Frage nach dem Warum werden Sie vermutlich nie eine zufriedenstellende Antwort finden – aber sehr wohl auf die Fragen:

- Was kann ich aus meinem Leben trotz Erkrankung machen?
- Wie gestalte ich es künftig?
- Wie kann ich das schaffen?

Dieses Buch möchte Ihnen Mut machen und Möglichkeiten aufzeigen, an die Sie vielleicht noch nicht gedacht haben. Und Sie einladen, Ihr Leben aus einer neuen Perspektive zu betrachten.

Bin ich selbst schuld?

Es gibt Dinge im Leben, die einfach passieren, ohne dass jemand Schuld daran hat. Diabetes Typ 1 ist eine Autoimmunerkrankung, deren Ursachen die Medizin immer noch nicht vollständig erklären kann. Dafür kann man nichts.

Viele Menschen mit Typ-2-Diabetes haben das Gefühl, selbst schuld daran zu sein, dass sich die Erkrankung überhaupt entwickeln konnte. Dass es «so weit kommen musste», wie Patienten häufig niedergeschlagen berichten. Es hält sich immer noch hartnäckig der Mythos in der Bevölkerung, dass Diabetes durch zu hohen Zuckerkonsum verursacht wird (was natürlich nicht stimmt). Betroffene schämen sich außerdem, weil ihnen von ihrem Umfeld Vorurteile entgegengebracht werden, sie seien undiszipliniert und würden maßlos essen. Und seien somit letzten Endes an ihrem Diabetes selbst schuld. Das ist aber nicht richtig, denn es gibt viele Einflussfaktoren, die eine Typ-2-Erkrankung begünstigen können. Viele wissen beispielsweise gar nicht, dass Vererbung eine nicht unerhebliche Rolle spielt.

Diabetes ist eine komplexe Stoffwechselerkrankung, für die es viele Ursachen und begünstigende Faktoren gibt. Zu sagen, dass Diabetes-Betroffene ausschließlich selbst daran schuld sind, entspricht einfach nicht der Realität. Fest steht aber: Die Lebensweise kann den Erkrankungsverlauf günstig beeinflussen – nichtsdestotrotz sind Betroffene nicht schuld an ihrer Erkrankung.

Oft treten auch Schuldgefühle in Zusammenhang mit schwankenden oder hohen Blutzuckerwerten auf. Das kann Resignation und Versagensgefühle zur Folge haben, die sich ungünstig auf die Lebensqualität auswirken. Die Suche nach «dem Schuldigen» greift sowieso zu kurz, denn für die Erkrankung muss eine Lösung, eine optimale Behandlungsstrategie, gefunden werden. Den Blick zu stark auf die Vergangenheit zu richten, hilft für die Zukunft nicht unbedingt weiter.

Es geht jetzt darum, die individuell bestmögliche Therapiestrategie und eine förderliche Lebensweise für Sie zu finden – Ihren Blick nach vorne zu richten und das Beste daraus zu machen. Das ist sehr hilfreich, um die Erkrankung annehmen zu können.

Etwas annehmen lernen braucht Zeit

Überall ist zu hören und zu lesen, man solle «Diabetes akzeptieren». Das kann bei einigen zunächst Widerstände auslösen, denn eigentlich möchte man die Erkrankung ja gar nicht haben. Etwas nicht Änderbares abzulehnen, kann allerdings einen gegenteiligen Effekt haben und viel Kraft kosten. Gleichzeitig kann die Erwartung anderer, die Erkrankung annehmen zu *müssen*, Druck aufbauen und zusätzlich belasten.

Anfangs kann Diabetes als fast nicht zu bewältigende Lebensaufgabe wahrgenommen werden. Einige hadern damit, während andere leichter zurechtkommen. Die eigene Persönlichkeit und emotionale Belastbarkeit spielen beim Akzeptanzprozess eine wichtige Rolle. Menschen, die eher pflichtbewusst sind, Belastungen generell gut verkraften, einen strukturierten Alltag leben und gelernt haben, Verantwortung für sich zu übernehmen, fällt die Umstellung vergleichsweise leichter.

Das Ziel heißt zunächst einmal: Diabetes annehmen – zum richtigen Zeitpunkt und passend zu Ihren persönlichen Lebensumständen. Geben Sie sich die Zeit, die sich für Sie persönlich richtig anfühlt. Es gibt keine vorgeschriebene Anzahl an Wochen oder Monaten, in der Sie das Ziel erreichen müssen. Lösen Sie sich diesbezüglich auch von Vergleichen mit anderen Betroffenen. Ein gutes Ziel ist es, Weichen zu stellen, um den Diabetes jeden Tag ein Stückchen mehr zu akzeptieren und sich immer besser an ihn zu gewöhnen.

Ab wann sollten Sie aufmerksam werden? Wenn es Ihnen lange Zeit nach Bekanntwerden Ihrer Erkrankung noch schwerfällt, diese als Teil Ihres Lebens zu akzeptieren. Dann steigt das Risiko einer Verschlechterung der Stoffwechsellage und auch das Risiko für Spätfolgen. Kommen zusätzliche Belastungen im Alltag hinzu oder flammen psychische Krisen auf, kann sich alles zusätzlich verschlimmern. Spätestens dann ist es ratsam, sich kompetente Unterstützung zu suchen. Dabei gibt es viele Möglichkeiten, wie Sie im Laufe des Buches erfahren werden. Unabhängig vom jeweiligen Ausgangspunkt kann die Diabetes-Psychologie (offiziell als «Psychodiabetologie» bezeichnet) hierbei Unterstützung bieten, deren Kernaufgabe es ist, Diabetes-Betroffene auf dem Weg zu mehr Krankheitsakzeptanz und psychischem Wohlbefinden zu begleiten.

Was bedeutet Diabetes-Akzeptanz?

Es bedeutet, die Erkrankung als Teil Ihres Lebens und Ihrer Identität anzunehmen. Das heißt auch, sich dauerhaft gut um sie zu kümmern. Im Alltag zeigt sich Diabetes-Akzeptanz in vielen Situationen indirekt und individuell verschieden, deshalb ist es knifflig zu beschreiben, wie und woran man sie genau erkennen kann.

Fest steht: Diabetes-Akzeptanz ist nicht zu unterschätzen,

denn sie ist eine zentrale und gewichtige, wenn nicht *die* Schlüsselkomponente in der Selbstbehandlung. Sie hat weitreichende Auswirkungen auf die Lebensqualität, das Denken und Fühlen, und auch auf das Verhalten im Alltag.

Wird die Krankheit nicht akzeptiert, kann das auf Dauer Lebensqualität und Wohlbefinden beeinträchtigen und psychische Erkrankungen wie Depressionen begünstigen. Zudem ist eine zu geringe Akzeptanz mit einer schlechten Selbstbehandlung verbunden, was die Stoffwechseleinstellung verschlimmern kann. Hingegen wirkt eine gute Diabetes-Akzeptanz wie ein Schutzschild vor übermäßiger Belastung durch die Anforderungen im Alltag.

> Wenn Sie sich nicht mehr permanent und wehmütig mit Ihrem «Vorher-Zustand» oder anderen Stoffwechselgesunden vergleichen, kann das ein Zeichen von Akzeptanz sein. Dann fällt alles viel leichter und ist viel selbstverständlicher. Aber auch wenn das noch nicht der Fall ist, können Sie im Alltag das Bestmögliche für Ihren Diabetes tun – denn das begünstigt den Akzeptanzprozess.

Übrigens, eine Diagnose zunächst nicht wahrhaben zu wollen und endlose Wochen und Monate gedanklich mit ihr zu verbringen, kann letzten Endes auch etwas Gutes bedeuten – und sogar förderlich für den Annahmeprozess sein. Es ist ein Zeichen dafür, dass sich Ihre Psyche intensiv mit diesem Thema befasst. Unabhängig davon, in welcher Phase Sie sich gerade befinden: Sie werden etwas daraus lernen.

Merke: Akzeptanz ist der Ausgangspunkt und gleichzeitig auch das Ziel für ein gutes Leben mit Diabetes.

Sie ist deshalb das erste Kapitel dieses Buches.

Über Berg und Tal: Akzeptieren ist ein Prozess

Der Moment, der das Leben verändert: Nach der Diagnosemitteilung gehen Betroffenen verschiedene Gedanken und Fragen durch den Kopf. Das Leben kann sich unwirklich anfühlen und die Welt für einen Augenblick stillstehen. Manche denken an eine Fehldiagnose oder Verwechslung. Die meisten können kaum glauben, dass ihnen so etwas widerfahren ist, auch wenn das Thema Diabetes im familiären Kontext vertraut sein mag. Unabhängig davon, ob Sie selbst betroffen oder angehörig sind, fragen Sie sich vermutlich: Werde ich mein gewohntes Leben weiterführen können? Was passiert jetzt?

Nach dem ersten Schock kehren Betroffene irgendwann in die Realität zurück. Das anfängliche Gefühl des Nicht-wahrhaben-Wollens kann einem Gefühl von Ungerechtigkeit und Wut weichen, das sich später in Niedergeschlagenheit und Mutlosigkeit verwandeln kann. Es werden verschiedene emotionale Phasen durchlaufen – in unterschiedlicher Reihenfolge und Intensität. Nicht selten entlädt sich eine aufgestaute Spannung unerwartet und plötzlich bei Ärzten oder Angehörigen, die sich dann unverhofft in einer Konfliktsituation wiederfinden.

Irgendwann verändern sich bei den meisten Betroffenen die inneren Empfindungen: Belastende Gedanken und Gefühle treten allmählich in den Hintergrund, und es findet letztendlich ein Annehmen der Erkrankung statt – ein Sich-Hineinfinden in die Situation. Der Fokus richtet sich wieder auf alltägliche Aufgaben, und irgendwann arrangieren sich Diabetes-Erkrankte mit der geänderten Lebenssituation.

Die Fähigkeit, sich gedanklich, emotional und im Verhalten auf die veränderte Lebenssituation einzustellen und das Leben selbstbestimmt neu zu gestalten, wird auch als «Coping» bezeichnet. Die Bewältigung einer Erkrankung ist ein individueller Prozess, der bei jedem Menschen anders verläuft und unterschiedlich lange dauern kann. Es kann auch vorkommen, dass längst überwunden geglaubte Gefühle von Wut und Angst gegenüber der Erkrankung oder ein Sich-ungerecht-behandelt-Fühlen im späteren Verlauf wiederaufflammen. Das passiert häufig in Belastungssituationen und ist eine ganz normale seelische Reaktion.

Gesund sein mit Diabetes?

Wer Diabetes hat, ist chronisch krank, daran lässt sich nicht rütteln. Die Mitteilung der Diabetes-Diagnose verändert alles, und Betroffene nehmen sich plötzlich als krank wahr. Etwas zu wissen, kann alles verändern. Ab dem Diagnosetag fühlen Sie sich nicht mehr gesund, weil Ihnen mitgeteilt wurde, dass Sie krank sind. Bis zu diesem Zeitpunkt haben Sie vermutlich überhaupt nicht daran gedacht, krank zu sein – weil Sie es noch nicht wussten. Und weil Sie sich bis dahin möglicherweise gut gefühlt haben.

Sich gut fühlen und trotzdem krank sein: geht das? Ja, natürlich.

Ob wir uns als krank oder gesund wahrnehmen, hängt von vielen Faktoren ab. Gesundheit und Krankheit sind keine voneinander unabhängigen Zustände. Menschen sind nicht entweder vollkommen krank oder vollkommen gesund. Wir können beides sein: gesund und krank zur selben Zeit. Diabetes zu haben, bedeutet nicht, sich für den Rest des Lebens krank fühlen und auf alles verzichten zu müssen – das werden Sie auch nicht. Ganz im Gegenteil.

Gut auf die eigene Gesundheit zu achten, kann dazu beitragen, sich so oft wie möglich gesund und wohlzufühlen, denn Ihr Körper hat auch gesunde Anteile. Gleichzeitig dürfen auch dunkle Tage da sein, an denen Sie sich nicht gut fühlen, Blutzuckerwerte kaum im Zielbereich liegen, Nächte mit wenig Schlaf an Ihren Kräften zehren und Sie Momente erleben, in denen Sie sich vielleicht über sich ärgern, weil Sie einem zweiten Kuchenstück nicht widerstehen konnten. Das ist völlig in Ordnung.

Machen Sie sich bewusst, dass Sie chronisch krank und gleichzeitig auch gesund sind. Der eine Zustand existiert nicht ohne den anderen. Sie können sich auch mit Diabetes gesund und wohlfühlen – und ein angenehmes und zufriedenes Leben führen.

Ziel: Diabetes annehmen

Diabetes akzeptieren heißt nicht, einen idealen Zustand zu erreichen und nie mehr einen Gedanken an die Erkrankung verschwenden zu müssen. Das wäre unrealistisch und ungesund.

Es wird in Ihrem Leben immer Zeiten geben, in denen andere Dinge Priorität haben und es weniger gut gelingt, auf den Diabetes zu achten.

Es wird immer Zeiten geben, in denen die Selbstbehandlung besser gelingt.

Egal, wie lange Sie Diabetes haben.

Diabetes akzeptieren heißt nicht, ihn gut zu finden, sondern immer mehr Teile der Diabetes-Therapie als zu Ihnen gehörend und «normal» zu empfinden. Und Ihren Körper in seinem aktuellen Zustand anzunehmen, der jetzt eine chronische Erkrankung hat. Das gelingt umso besser, je wohlwollender Sie mit sich selbst umgehen.

Betrachten Sie Ihren Diabetes als einen lebenslangen Begleiter, der sich (wie ein ungebetener Gast auf einer Party) in Ihr

Leben eingeladen hat. Akzeptieren Sie aber nicht, dass dieser Gast Ihr gesamtes Leben bestimmt und die Richtung vorgibt. Das steht ihm überhaupt nicht zu.

Ab und an darf Ihr Begleiter ruhig mal nerven. Lassen Sie sich aber nicht von ihm Ihr Leben diktieren. «Ich bestimme, nicht mein Diabetes», resümierte kürzlich schmunzelnd ein Patient nach vielen Jahren mit der chronischen Erkrankung.

Fragen Sie sich gerade, wie Sie das schaffen können?

Es gibt dabei nicht den einen Weg, es gibt nur Ihren Weg.

Hilfreich können bewusst gewählte Worte sein, um über Diabetes zu reden. Dadurch definieren Sie Ihre eigene Realität. Anstatt «Ich *bin* chronisch krank» könnten Sie sagen «Ich *habe* eine chronische Erkrankung».

Denn Diabetes ist nur *ein* Teil von Ihnen.

Selbst-Check
Diabetes-Akzeptanz

Machen Sie sich häufig Gedanken darüber, warum ausgerechnet Sie diese Erkrankung getroffen hat?

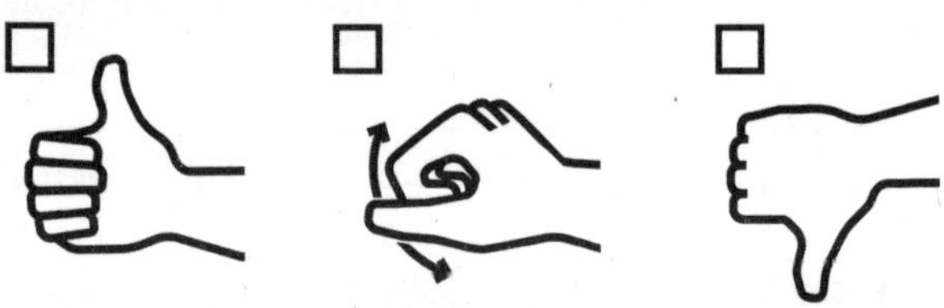

Diabetes-Akzeptanz fördern – beantworten Sie für sich jeden Abend folgende Fragen:

Welche drei Dinge sind heute in der Diabetes-Behandlung gut gelaufen, beziehungsweise was ist Ihnen gut gelungen?

....

....

....

....

....

....

Welchen Anteil hatten Sie daran, durch welche Fertigkeiten war das möglich, und wie können Sie diese häufiger anwenden?

....

....

....

....

....

....

KAPITEL 2: So fängt alles an. Erkrankungsbeginn bei Typ 1 und 2

Typ 1: Von Anfang an Insulin

Durch einen absoluten Insulinmangel sind Menschen mit Typ-1-Diabetes von einem Tag auf den anderen auf Insulin angewiesen. Das Angewiesensein auf Insulin gehört ab diesem Zeitpunkt zum Leben der Patienten. Jeden Tag, jahrein, jahraus. Dazu gibt es keine Alternative.

Der erhöhte Blutzucker kündigt sich zwar meist durch starken Durst, vermehrtes Wasserlassen und Gewichtsabnahme an, wird aber oft nicht sofort mit Diabetes in Verbindung gebracht. Auch von Ärzten nicht immer sofort. Ziel ist es, Ernährung, Bewegung und Insulin aufeinander abzustimmen und den Blutzucker in einem bestimmten Zielbereich zu halten. Das kann, besonders in stressigen Zeiten oder bei zusätzlichen Erkrankungen wie Erkältungen und grippalen Infekten, eine tagesfüllende Aufgabe sein.

Frühe Diabetes-Manifestation

Es spielt für die Akzeptanz eine große Rolle, in welchem Alter ein Patient an Diabetes erkrankt. Typ-1-Diabetes tritt in der Regel im Kindes- und Jugendalter auf. Eine Zeit, in der oft andere (nämlich die Eltern) die Therapie übernehmen und Entscheidungen treffen. Oft verstehen junge Patienten die Notwendigkeit der Therapie nicht und wehren sich nicht selten dagegen. Das kann so weit führen, dass auch gegen den Willen des Kindes der Blutzucker gemessen und Insulin gespritzt werden muss. Für Eltern alles andere als leicht.

In der Pubertät, in der es um die Abnabelung von den Eltern geht, ist es für Jugendliche noch schwerer, Anweisungen von Mama oder Papa umzusetzen. Viele Jugendliche nutzen in dieser Zeit die «Bühne» Diabetes, um ordentlich gegen die eigenen Eltern zu rebellieren, denn Pubertät und Diabetes passen im Grunde nicht wirklich zusammen.

Beginn mit emotionaler Achterbahnfahrt

Die Krankheit schwelt meist längere Zeit unerkannt. Übermäßiger Durst, Harndrang und Müdigkeit werden auf andere Ursachen zurückgeführt – bis eines Tages die Symptome ein nicht mehr zu ignorierendes Ausmaß erreichen. Nicht selten ist dann notärztliche oder intensivmedizinische Behandlung erforderlich. Ein Schock für die ganze Familie! Dieses Stresserlebnis kann in manchen Fällen sogar zu einer Traumatisierung führen. Das sind psychische Verletzungen, die einen Menschen an Körper und Seele auf lange Zeit beeinträchtigen können. Selbst wenn Betroffene versuchen, die Erinnerungen zu verdrängen, treten sie in Form von Albträumen oder Flashbacks sowie plötzlichen Erinnerungen wieder ins Bewusstsein. Zusätzlich können Schlafstörungen, Konzentrationsstörungen oder Erschöpfung auftreten. Nicht immer heilt die Zeit die Wunden, aber eine psychologische Begleitung oder Psychotherapie kann helfen, das Erlebte zu verarbeiten, damit die Lebensfreude zurückkehrt.

Es erleiden aber Gott sei Dank nicht alle Menschen bei Diagnosestellung ein Trauma. Meist reichen klärende und entlastende Gespräche mit dem Diabetes-Team, mit Familie und Freunden und ein zeitlicher Abstand zum Erlebnis aus, damit das Erlebte gut verarbeitet werden kann. Geben Sie sich und Ihrer Familie dafür ausreichend Zeit.

Eine neue Zeitrechnung beginnt

Leistung und Funktionalität werden in unserer Gesellschaft großgeschrieben und andere Lebensrealitäten oft abwertend betrachtet. Dabei wird häufig übersehen, dass sich niemand bewusst aussucht, krank zu sein. Ganz gleich ob dramatische Diagnose oder Zufallsbefund, ab dem Zeitpunkt der Diagnose ändert sich für Betroffene und ihre Familien einiges. Viele fragen sich, wie es weitergehen soll, und manchmal wird der gesamte Lebensentwurf infrage gestellt. Gefühlsmäßig beginnt eine neue Zeitrechnung. Häufig wird für lange Zeit das konkrete Datum erinnert, seit wann die Erkrankung besteht. Das Leben wird dann in ein «Davor» und ein «Danach» geteilt, die durch den Diagnosezeitpunkt getrennt werden.

Wichtig zu wissen: Das Leben danach muss nicht unbedingt schlechter sein. Es ist einfach anders.

Typ 2: Auf Umwegen zur Diabetes-Diagnose

Neun von zehn Menschen mit Typ-2-Diabetes sind übergewichtig. Eine Reduktion des Gewichts entlastet die Bauchspeicheldrüse und verbessert die Insulinwirkung. Deshalb wird sie in der Regel empfohlen. Ergänzend werden häufig Medikamente verordnet und manchmal auch eine Behandlung mit Insulin. Es ist ein anderer Behandlungsfokus als bei Typ-1-Diabetes, bei dem von Anfang an Insulin gespritzt werden muss.

Diabetes Typ 2 beginnt oft schleichend und mit unspezifischen Symptomen – und manchmal auch ganz ohne Symptome. Betroffene bemerken ihre Erkrankung lange Zeit nicht, und sie wird nicht selten zufällig bei einer Kontrolluntersuchung festgestellt.

Die Diagnosesituation verläuft weit weniger dramatisch als bei Typ 1. Allerdings finden oft mehrere Arztbesuche und verschiedene Untersuchungen statt, bis Hausärzte zur Diagnose gelangen, weil sie einen Diabetes zwar gut erkennen können, aber manchmal nicht als Erstes danach suchen. Eine Patientin wurde beispielsweise längere Zeit auf Hautausschlag und Allergien behandelt, bis bei einer späteren Blutuntersuchung die Diagnose Diabetes gestellt und eine Behandlung eingeleitet werden konnte. Manchmal ist auch nach der Diagnose noch Geduld erforderlich, bis die passende Behandlungsstrategie steht.

Mythos «milder Alterszucker». Viele glauben, dass es sich bei Diabetes Typ 2 nur um eine harmlose Alterserkrankung handelt, während der insulinpflichtige Typ 1 eine «ernste» Erkrankung ist. Die Bezeichnung «milder Alterszucker» suggeriert fälschlicherweise, dass es sich um eine harmlose Erkrankung handelt. Das ist nicht der Fall. Ein schlecht eingestellter Stoffwechsel zieht eher Folgeerkrankungen nach sich, während ein gut eingestellter Stoffwechsel in der Regel vor Folgeerkrankungen und Komplikationen schützt – unabhängig vom Diabetes-Typ und der Art der Behandlung.

Fokus auf Lebensstiländerung

«Sie müssen einfach mehr Sport machen» ist ein Satz, den Sie vielleicht schon einmal von Ihrem Diabetes-Team gehört haben (und der in diesem Buch noch ausführlich betrachtet wird). Ziel: die Wirkung des Insulins verbessern und Körperzellen wieder empfindlicher für Insulin machen. Die Bauchspeicheldrüse produziert zwar meist noch Insulin, aber die Körperzellen werden im Laufe der Zeit unempfindlicher dafür und benötigen dadurch mehr von dem Hormon. Die Behandlung erfolgt durch eine ausgewogene Ernährung und reichlich Bewegung im Alltag, also durch ein Überdenken des gesamten persönlichen Lebensstils.

Es wird den Patienten vom Diabetes-Team ein Lebensstil angedacht, den man sich selbst nie so ausgesucht hätte. Noch dazu müssen Lebensstiländerungen nicht nur für eine begrenzte Zeit, sondern lebenslang beibehalten werden, um den Stoffwechsel stabil zu halten. Die Dauerperspektive trägt nicht gerade zur Krankheitsakzeptanz bei. Auch Typ-2-Betroffene fühlen sich emotional durch die Erkrankung belastet.

Mythos «selbst schuld». Typ-2-Diabetes ist eine der wenigen Erkrankungen, für die Betroffene selbst verantwortlich gemacht werden, da sie überwiegend mit Übergewicht in Verbindung gebracht wird. Während Betroffene bei anderen Erkrankungen Mitgefühl erfahren, werden Typ-2-Erkrankte fälschlicherweise als träge, faul und undiszipliniert eingestuft. Das sorgt dafür, dass sie sich für den Diabetes schämen und ihn manchmal vor anderen Menschen verheimlichen.

Es ist nicht Ihre Schuld, dass Sie an Diabetes erkrankt sind, das entspricht einfach nicht der Wahrheit. Lassen Sie sich das nicht einreden.

Bei allen Diabetes-Typen geht es letztlich darum, eine stabile Blutzuckerlage zu erreichen – und die Erkrankung zu akzeptieren.

Krank sein, ohne sich schlecht zu fühlen

«Wenn ich mich gut fühle, bin ich nicht krank», ist für viele eine logisch klingende Schlussfolgerung. Wie sich eingestehen, krank zu sein, wenn im Alltag nichts bemerkt wird? Wenn etwas nicht wehtut, nicht spürbar und auch nicht sichtbar ist, kann es kein großes Problem sein. Das ist kaum vorstellbar und häufig bei Typ-2-Betroffenen zu beobachten. Leichter zu begreifen ist es für uns, wenn etwas Beschwerden macht oder Schmerzen vorhanden sind. Eine Unterzuckerung behandeln zu müssen, ist aufgrund der unangenehmen Symptome wie Schwitzen, Zittern oder Konzentrationsprobleme nachvollziehbar. Eine Überzuckerung hingegen wird oft kaum wahrgenommen, tut nicht weh und kann deshalb lange Zeit verdrängt werden, weil man sie kaum spürt. Die Bauchspeicheldrüse produziert meist noch geringe Mengen an Insulin. Ein Diabetes-Patient sagte einmal treffend: «Unterzucker merkt man sofort, Überzucker erst nach vielen Jahren – oder wenn der Arzt meckert.»

Spätfolgen werden von Betroffenen häufig unterschätzt, und manche begeben sich erst in Behandlung, wenn der Langzeitblutzucker auf lange Zeit sehr hoch ist. Das ist fatal, denn der hohe Blutzucker arbeitet im Verborgenen und richtet dadurch an den großen und kleinen Gefäßen und Nerven erheblichen Schaden an.

Machen Sie sich bewusst, dass hoher Blutzucker langfristig Schäden verursacht ...

... ob Sie es merken oder nicht,

... ob Sie sich damit gedanklich beschäftigen oder nicht,

... ob Sie es akzeptieren oder nicht.

Es gibt viele Gründe, sich nicht mit hohen Werten und den möglichen Folgen zu befassen (damit werden wir uns im Laufe des Buches immer wieder beschäftigen). Stellen Sie sich die Frage, woher die Überzeugung stammt, erst bei Beschwerden aktiv werden zu müssen oder wenn es gar nicht mehr anders geht? Es mag sich für den Augenblick angenehm anfühlen, Diabetes im Alltag auszublenden. Klug ist es, etwas zu tun, *bevor* Sie etwas merken.

Selbst-Check

Diabetes-Diagnose

Egal wie lange Ihre Diagnose zurückliegt, waren Sie mit den damaligen Umständen insgesamt zufrieden?

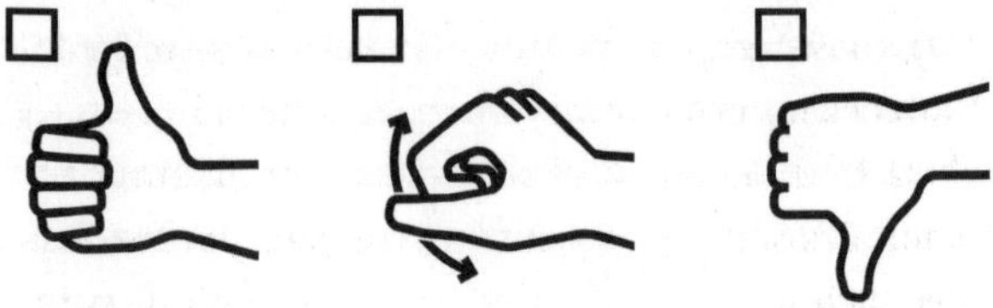

Welche Dinge sind Ihnen von der damaligen Diagnosesituation noch gut in Erinnerung, mit denen Sie sich heute noch hin und wieder beschäftigen?

Was ist Ihr wertvollster Tipp, den Sie einem «Diabetes-Neuling» geben könnten?

KAPITEL 3: Andere reden bei Diabetes mit und können damit viel auslösen

Der gläserne Patient

Mit der Diagnose verändert sich vieles. Betroffene müssen regelmäßig Blutzuckerwerte protokollieren und sie bei Arztterminen besprechen. Und werden dadurch, wie bei kaum einer anderen chronischen Erkrankung, für Außenstehende gläsern. Das Blutzuckertagebuch und der Glukoseverlauf über ein kontinuierliches Glukosemesssystem verschaffen anderen Menschen Einblicke in Lebensbereiche, die Sie vielleicht lieber für sich behalten möchten. Denn das Weihnachtsessen oder ein feuchtfröhlicher Diskoabend hinterlassen ihre Spuren im Blutzuckerverlauf und kommen bei den Kontrollterminen ans Licht. In Kontakt mit Behandelnden können Diabetes-Betroffene sich dann leicht kontrolliert oder kritisiert fühlen und den Eindruck haben, sich rechtfertigen zu müssen, wenn sie beispielsweise gefragt werden, was passiert ist, als der Blutzucker angestiegen oder abgefallen ist.

Fragen nach Ursachen und Zusammenhängen sind in der Diabetes-Beratung wichtig, um Medikamente und Insuline optimal an den aktuellen Bedarf anzupassen. Nachfragen können leicht als Vorwurf oder persönliches Versagen wahrgenommen werden, weil in den Diabetes-Schulungen vermittelt wird, dass Betroffene selbst dafür verantwortlich sind, ihren Blutzuckerwert im Normbereich zu halten. Die Fragen des Arztes können manchmal sogar als Einmischerei oder Bevormundung erlebt werden. Die entscheidende Voraussetzung für eine erfolgreiche Diabetes-Therapie ist deshalb (neben einer guten Schulung) eine vertrauensvolle und gute Beziehung zwischen Betroffenen und Behandlern, in der auch Sorgen und Unsicherheiten ihren Platz haben.

Wenn sich jede Zahl wie eine Schulnote anfühlt

In der Medizin gibt es leider immer noch häufig eine Vorwurfssprache, in der Patienten auf ihr Fehlverhalten hingewiesen werden. Behandler können sich zudem oft kaum vorstellen, wie sich eine Reduzierung auf Zahlen und Werte anfühlt, und genauso wenig, wie schwer eine Verhaltensänderung sein kann. Vor allem in früheren Zeiten war es nicht unüblich, die Patienten auszuschimpfen. Mir wird oft berichtet, dass Menschen in solchen Situationen innerlich abgeschaltet haben – denn das angeprangerte Fehlverhalten aus der Vergangenheit könne ja nun sowieso nicht mehr geändert werden.

Patienten ist oft mulmig zumute, wenn sie die Ergebnisse ihrer Blutuntersuchung bekommen, da sie die Bewertung als gut beziehungsweise schlecht erleben und sich kontrolliert fühlen. Manchmal werden bereits die Tage vor einem Arzttermin von unangenehmen Gefühlen überschattet, denn der Erwartungsdruck, alles «richtig» gemacht zu haben, kann groß sein. Ein Patient berichtete, dass er sich dann stets in seine Schulzeit zurückversetzt fühle, an die er keine gute Erinnerung habe. Oftmals fühlen sich Diabetes-Betroffene schuldig und schämen sich dafür, wenn Zielwerte nicht erreicht wurden. Das kann schließlich so weit führen, dass falsche Angaben gemacht, ärztliche Termine hinausgezögert oder kurzfristig wieder abgesagt werden. Das sollte auf keinen Fall so sein.

Machen Sie sich immer wieder bewusst: **Sie managen Ihren Diabetes gut, egal wie Ihre Werte sind.** Es gibt unglaublich viele Einflussfaktoren für Ihren Blutzucker, und nicht alle sind von Ihnen beeinflussbar. Denken Sie an nächtliche Hormonausschüttungen, Wechselwirkungen verschiedener Medikamente, grippale Infekte, Stress oder einfach nur hohe Außentemperaturen. Bei Frauen spielen zudem Periode und Wechseljahre eine große Rolle und können zu erhöhten oder schwankenden Werten führen. Deshalb:

- **Seien Sie nicht zu streng mit sich.**

Ein dramatischer Beginn brennt sich ein

Auf welche Weise man die Diagnose bekommt, spielt für die Diabetes-Akzeptanz eine nicht unerhebliche Rolle. Je einschneidender und negativer das Erlebnis, desto wahrscheinlicher ist es, dass sich eine ablehnende Haltung gegenüber dem Diabetes entwickelt. Häufig können sich Patienten auch Jahre nach der Diagnose noch detailliert an die Situation erinnern. Als wäre es gestern gewesen, sind Gesichtsausdruck des Arztes oder Umgebungsgeräusche präsent.

Informationen aus dem Diagnosegespräch selbst sind dagegen oft wie ausgelöscht oder nur bruchstückhaft vorhanden, insbesondere relevante Details gehen häufig verloren. Die Situation wird bildhaft «wie durch einen Nebel» wahrgenommen. Was dazu führen kann, dass ausgerechnet die Worte oder Gesprächsteile abgespeichert werden, die verunsichern. Ursache dafür ist eine eingeschränkte Aufmerksamkeitsfähigkeit des menschlichen Gehirns in aufwühlenden Situationen. Behandler wissen darum und fragen Sie deshalb (vor allem zu Erkrankungsbeginn) wiederholt danach, was Sie aus den Vorgesprächen erinnern, um gezielt daran anzuknüpfen.

Worte können viel auslösen

Auch nach Erkrankungsbeginn hören Patienten im Rahmen der Diabetes-Behandlung immer wieder Aussagen und Prognosen, die nicht mehr unbedingt dem neuesten Kenntnisstand der Medizin entsprechen – oder psychologisch unklug formuliert sind. Da können dann Sätze fallen wie «Solange Sie nicht mindestens 15 Kilo abnehmen, wird sich nichts ändern». Was schlicht und ergreifend nicht wahr ist und zudem höchst ungeschickt ausgedrückt wurde. Fakt ist: Jedes Pfund weniger ist gut für die Gesundheit und hat nachweislich positive Effekte. Die Aussage des Arztes führte bei dieser Patientin jedoch dazu, dass sich eine negative Erwartungshaltung und damit ein unglückliches «Diabetes-Motto» manifestierte: viele Einschränkungen aufgrund des Übergewichtes und kaum eine Möglichkeit für positive Veränderungen. Die Patientin war emotional dementsprechend aufgewühlt, fühlte sich unter Druck gesetzt und glaubte auch zehn Jahre später noch an die Prognose des Arztes – wodurch sie sich erst recht «falsch» verhalten hat. Und das alles nur, weil sie ihrem Arzt geglaubt und seine Worte zu ernst genommen hat. Jahre später erkannte die Patientin, dass vieles doch möglich gewesen wäre. So konnte sie für sich ein positives und zuversichtliches «Diabetes-Motto» entwickeln.

Es ist übrigens für viele Ärzte eine Herausforderung, Patienten schlechte oder unangenehme Nachrichten zu überbringen. Das gehört nicht gerade zu den Lieblingsaufgaben, und Ärzte sind dafür schlichtweg häufig nicht ausreichend geschult. Manchen fehlt auch einfach das Fingerspitzengefühl. Zudem finden diese

Gespräche häufig unter Zeitdruck statt, werden zu wenig vorbereitet oder in unruhiger Atmosphäre geführt, manchmal nur zwischen Tür und Angel. Ärzte retten sich manchmal in Monologe, weil sie Pausen als unangenehm empfinden. So kommt es eher zu unglücklichen Bemerkungen und Gesprächsverläufen – mit weitreichenden Konsequenzen. Dabei sind in solchen Gesprächen gerade Pausen und Momente der Stille wichtig, um Informationen verarbeiten zu können.

Sich nicht verunsichern lassen

Mit Vorurteilen und Stigmatisierung haben Betroffene aller Diabetes-Typen zu kämpfen. Gerade an Weihnachten, Geburtstagen und bei Familienzusammenkünften herrscht «Sprüchehochsaison». Besonders in der Zeit nach der Diagnose spüren Erkrankte neugierige Blicke und hören unpassende Kommentare über das eigene Gesundheitsverhalten und das Körpergewicht. Der Umgang mit Diabetes wird vom persönlichen Umfeld häufig hinterfragt oder gar kritisch kommentiert. Das kann schnell als verletzend und abwertend erlebt werden, Scham- und Schuldgefühle auslösen und Betroffene massiv verunsichern.

Sprüche wie ...

«Hättest du dich beim Essen nicht so gehen lassen, hättest du jetzt keinen Diabetes»

«Du hast wohl zu viele Süßigkeiten gegessen»

«Nimm doch einfach ab und beweg dich mehr, dann brauchst du auch kein Insulin»

«Du siehst gar nicht aus wie ein Diabetiker»

«Nimm doch Zink und Vitamin D, dann geht das wieder weg»

«Meiner Oma haben sie ein Bein amputiert»
«Oh, du hast den schlimmen Diabetes»
«Sei froh, dass du nur Diabetes und keinen Krebs hast»
«Na, hast du den Diabetes endlich im Griff?»
... kennen viele Menschen mit Diabetes.

Die selbst ernannte Gesundheitspolizei

Nahezu alle Menschen mit Diabetes berichten von einem Phänomen, bei dem Freunde und Bekannte (aber auch andere Mitmenschen) sich vor allem bei gemeinsamen Essensanlässen urplötzlich in fürsorgliche – und manchmal auch belehrende – Diabetes-Experten verwandeln. Fragen wie «Darfst du das essen?» oder «Ist das Dessert wirklich gut für deinen Blutzucker?» sind weitverbreitet.

Es kann auch schon mal der ungebetene Ratschlag am Buffet erteilt werden, dass «da Zucker drin ist» und jemand aus dem Bekanntenkreis das nicht essen dürfe. Oder dass es einen Bekannten gebe, der das mit dem Insulin ganz anders machen würde oder dem eine bestimmte Therapieform geholfen habe, die man unbedingt probieren solle.

Insulinpflichtige Diabetes-Betroffene erfahren zudem häufig Ausgrenzung oder Ablehnung, wenn sie sich in der Öffentlichkeit Insulin spritzen. Manche werden irrtümlich für suchtkrank gehalten oder gebeten, sich zum Insulinspritzen auf die Toilette zurückzuziehen.

Im Übrigen reagieren manchmal auch Menschen aus dem näheren Umfeld irritiert auf den Anblick einer blutigen Messung oder einer Insulininjektion, wenn sie sie noch nicht gesehen haben, selbst wenn sie von der Krankheit wussten. Etwas zu wissen bedeutet nicht automatisch, auch auf den «Live-Anblick» gelassen zu reagieren.

Die selbst ernannten Gesundheitspolizisten sind Mitmenschen, die versuchen, ihr vermeintliches Expertenwissen weiterzugeben, und die Sie auf Ihr vermeintliches Fehlverhalten hinweisen möchten. Die Kommentare dieser diabetesbezogenen Moralapostel reichen dabei von fürsorglich-besorgt bis notorisch-übergriffig. Es gibt dabei nicht den einen typischen «Diabetes-Polizisten», sondern die Experten können ganz unterschiedlich in Erscheinung treten und sich zu dieser Aufgabe spontan berufen fühlen, oft aus totaler Unwissenheit heraus.

Zur Erinnerung: Viele Menschen glauben heute immer noch, dass bei Diabetes kein Zucker gegessen werden darf. Diabetes-Erkrankte dürfen aber alle Nahrungsmittel essen, wie stoffwechselgesunde Menschen auch – es gibt keine Verbote. Die allgemeinen Ernährungsempfehlungen sind für jeden Menschen sinnvoll, um gesund zu bleiben. Sie gelten genauso für Diabetes-Betroffene. Entsprechende Äußerungen zeigen lediglich, dass sich immer noch große Mythen um Diabetes ranken.

Und: Nicht alle Menschen mit Diabetes sind übergewichtig (und nicht alle übergewichtigen Menschen haben Diabetes). Zudem weiß heutzutage jeder, dass eine Verhaltensänderung ungeheure Disziplin und Willensstärke erfordert – und trotzdem nicht immer zum Erfolg führt.

Es stimmt zwar, dass Diabetes heute keine unmittelbar lebensbedrohliche Erkrankung mehr ist, sie kann aber trotzdem sehr einschränkend und belastend sein (und ist wirklich nichts, worüber Erkrankte froh sind). Betroffene erzählen immer wieder, dass sie sich durch solche Äußerungen nicht ernst genommen fühlen.

Von stoffwechselgesunden Mitmenschen wird die aufwendige

Diabetes-Therapie häufig unterschätzt, weil die meisten Dinge außerhalb des öffentlichen Sichtfelds stattfinden und damit unsichtbar (= nicht vorhanden) sind:

Angst vor Folgeerkrankungen oder Unterzuckerungen, Frustrationen und Schuldgefühle durch Misserfolgserlebnisse, Schmerzen und Narben, Sorgen um Lieferengpässe und Genehmigungen, Planung der Mahlzeiten, diabetesbezogene Komplikationen, unterbrochener Nachtschlaf, Müdigkeit, Vorurteile und Stigmatisierung, unzählige Arzttermine, sich von anderen kontrolliert fühlen und vieles mehr.

Sichtbar ist von außen nur wenig, wie das Blutzuckermessen, Insulinspritzen oder der Gang zur Arztpraxis. Deshalb wird die zunächst logisch klingende Schlussfolgerung gezogen, dass Diabetes nicht so schlimm sein kann.

Es wird Sie vermutlich überraschen, weil es sich anders anfühlt, aber diese Äußerungen sind meistens gar nicht böse gemeint. Und das hat häufig folgende Gründe:

- Die ungebetenen Ratgeber glauben wirklich, Ihnen helfen zu können. Sie sind stolz darauf und freuen sich, ihr «Fachwissen» exklusiv an Sie weiterzugeben und etwas Gutes zu tun.
- Zudem wird von diesen Gesundheitspolizisten unterschätzt, über welches medizinische Know-how Sie bereits verfügen.

Hinzu kommt, dass unser Gehirn sehr schnell auf Triggerreize reagiert, die dann zum beinahe reflexhaften Erzählen von eigenen Erlebnissen oder Kenntnissen führt. Dabei wird schnell übersehen, dass das gut gemeinte Verhalten als übergriffig wahrgenommen wird.

Im Laufe der Zeit werden Sie mit Ihren Mitmenschen immer wieder Gespräche über Ihre Erkrankung führen. Antwortstrategien parat zu haben, kann viele Situationen entschärfen und Sie für den Alltag wappnen. Legen Sie sich Ihr persönliches Sprüche-repertoire zu. Wenn Sie schon mehrere Jahre mit Diabetes leben, haben Sie sicherlich schon einige im Kopf.

Denken Sie daran: Sie tun immer mehr für Ihre Gesundheit und wissen mehr über Diabetes als jeder stoffwechselgesunde Mitmensch. Immer.

Das können Sie tun

- Werten Sie Fragen nach Ihrer Erkrankung zunächst grundsätzlich als echtes Interesse oder zumindest als Neugier.
- Wenn Sie eine negative, abwertende oder verunsichernde Aussage hören, nehmen Sie den Informationsgehalt der Aussage möglichst sachlich zur Kenntnis.
- Fragen Sie sich, ob ein ungünstig formulierter Satz als allgemeingültig und realistisch zu betrachten ist und auf jeden Fall zu hundert Prozent eintreten wird. Oder gibt es Spielraum für Interpretationen?
- Sehr elegant sind Gegenfragen wie «Was meinst du genau damit?». Dadurch gewinnen Sie Zeit und geben Ihrem Gesprächspartner die Möglichkeit, sich genauer zu erklären. Manchmal werden Fragen auch nur ungünstig formuliert und sind anders gemeint.
- Machen Sie Ihrem Gegenüber klar, wenn Sie über ein Thema nicht reden möchten. Denn das müssen Sie nicht.
- Eine einfache und effektive Methode für übergriffige Menschen: Schalten Sie auf Durchzug, um Ihr Gegenüber in die Schranken zu weisen. Geben Sie kurze, inhaltslose

Antworten wie «Ja, wenn du meinst», «Okay, passt schon» oder «Danke, ich komme zurecht» – denn Menschen mit übergriffigen Verhaltenstendenzen geben sich mit einer Erklärung oft nicht zufrieden und fragen weiter. Jemanden ins Leere laufen zu lassen, bietet in solchen Fällen am wenigsten Angriffsfläche.

- Lassen Sie sich nicht verunsichern. Es ist nicht wichtig, wie andere Menschen Sie sehen. **Es ist nur wichtig, wie Sie sich selbst sehen.**
- Falls Sie eine Bemerkung länger beschäftigt: Versuchen Sie, sich zunächst in einem Gespräch mit Ihrem Partner oder Ihrer Familie Erleichterung zu verschaffen. Dadurch kann häufig bereits eine andere Perspektive entstehen und die Situation in einem anderen Licht erscheinen.
- Sollte das nicht ausreichen, sprechen Sie mit Ihrem Diabetes-Team darüber. Auch ein Austausch mit anderen Betroffenen, ob in Schulungen oder Selbsthilfegruppen, ist oft sehr entlastend. Eine Diabetes-psychologische Beratung hilft ebenfalls vielen.

Selbst-Check

Andere reden mit

Glauben Sie alles, was man Ihnen über Diabetes sagt?

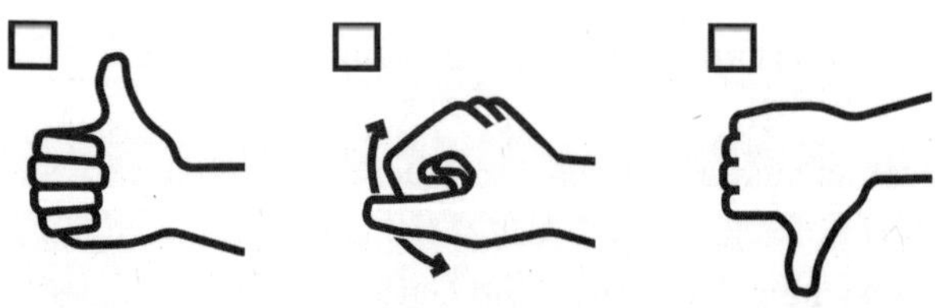

Gibt es in Ihrer Umgebung auch Gesundheitspolizisten, und was bekommen Sie häufig von ihnen zu hören?

Was sind Ihre besten Antworten auf Sprüche von anderen?

KAPITEL 4: Ständig Unmögliches managen müssen und dennoch viel bewirken können

Es gibt keinen perfekten Blutzuckerverlauf ...

Diabetes ist eine der komplexesten chronischen Erkrankungen, die es gibt. Eine Diabetes-Therapie kann die Funktion der Bauchspeicheldrüse nur nachahmen, was derzeit (auch mit modernsten Insulindosierungssystemen) noch nicht vollständig gelingt. Doch es gibt Hoffnung für die Zukunft.

Ein perfekter Blutzuckerverlauf ist auf Dauer kaum möglich, da es einfach zu viele Einflussfaktoren gibt, von denen wir manche überhaupt nicht und manche nur teilweise beeinflussen können. Wussten Sie beispielsweise, dass Nährwertangaben auf Lebensmitteln sowie in Tabellen und Broschüren nicht immer hundertprozentig akkurat sind und von der Realität abweichen können? Die Therapie kann deshalb immer nur in Teilen erfolgreich sein: Misserfolge sind vorprogrammiert und gehören dazu. Sie sind kein Beweis dafür, dass Sie etwas falsch gemacht haben.

Vielleicht begegnen Sie auch hin und wieder Diabetes-Betroffenen, die von Idealwerten berichten oder eine perfekte Time in Range (TIR) präsentieren. Das kann dazu führen, die eigene Stoffwechseleinstellung kritisch zu betrachten.

Vergleichen Sie sich nicht zu sehr mit anderen, denn jeder hat eine andere Stoffwechsellage. Und auch erfahrene Menschen mit Diabetes haben «Katastrophentage» mit eskalierenden Werten. Es kann übrigens auch eine Form der Ablehnung der Erkrankung sein, sich selbst sehr zu geißeln. Es ist allerdings normal, zeitweise unzufrieden zu sein.

... und er ist auch gar nicht notwendig

Wussten Sie, dass es überhaupt nicht erforderlich ist, permanent perfekte Werte zu haben, um eine gute Blutzuckereinstellung zu erreichen? Blutzuckerschwankungen sind die Normalität, ebenso hin und wieder auftauchende leichte Unterzuckerungen. Was zählt, ist nicht der einzelne Wert, sondern der Blick auf das gesamte Bild, die gesamte Stoffwechsellage.

Ein Mythos: Je niedriger der Langzeitblutzucker, desto besser. Das ist weder richtig noch gesund. Lösen Sie sich von der ungesunden Vorstellung, dass man beispielsweise nur mit einem HbA1c von unter 6,5 oder einer Time in Range von über 90 ein langes, gesundes und komplikationsfreies Leben haben kann. «Es könnte noch besser gehen» ist ein typischer Gedanke. Er ist die gedankliche Möhre, die man sich selbst hinhält – und die man doch nie komplett erreichen kann.

Bereits mit einem HbA1c von 7 oder einer Time in Range von 70 machen Sie einen außergewöhnlich tollen Job – und haben beste Aussichten auf ein langes und gesundes Leben. Das muss nicht immer «noch besser» gehen.

Was viele nicht wissen: Ein etwas höherer Langzeitblutzucker kann sinnvoll sein, wenn dabei keine (oder weniger) Unterzuckerungen auftreten, denn diese sind prognostisch ungünstig. Besprechen Sie mit Ihrem Diabetes-Team, welcher HbA1c für Sie persönlich optimal ist, denn das ist nicht bei jedem Menschen gleich.

Übrigens haben auch stoffwechselgesunde Menschen Blutzuckerschwankungen und ab und an leichte Unterzuckerungen – und keine flache Glukoseverlaufslinie.

Wichtig zu wissen: Um Spätfolgen zu vermeiden, schützt es besonders, hohe Langzeitblutzuckerwerte zu senken. Den

HbA1c von 9 auf 7,5 zu verringern, bedeutet eine dramatische Verbesserung des Risikos für Spätfolgen und Komplikationen. Wenn der Langzeitblutzuckerwert jedoch von 6 auf 5,5 gesenkt wird, schützt das moderat, aber weniger effektstark als im hohen Bereich. Wichtig bleibt auch hierbei, Unterzuckerungen zu vermeiden.

Es lohnt sich also gerade bei hohem Langzeitblutzucker, auf die Gesundheit zu achten.

Ständig gilt es, Entscheidungen zu treffen

Menschen mit Diabetes müssen jeden Tag im Schnitt 50 therapierelevante Entscheidungen treffen, dazu gehören:

- Darf ich das essen oder nicht?
- Muss ich mich noch bewegen oder nicht?
- Muss ich noch Blutzucker messen oder nicht?
- Muss ich Insulin spritzen oder nicht?
- Muss ich Insulin reduzieren?
- Darf ich Auto fahren oder nicht?
- Muss ich meine Diabetes-Utensilien mitnehmen?

Und so weiter. Entscheidungen, die stoffwechselgesunde Menschen nicht treffen müssen. Schon allein deswegen ist ein Leben mit Diabetes eine Leistung, die Anerkennung verdient.

Der Mensch kann nur eine begrenzte Anzahl an guten Entscheidungen pro Tag treffen. Es können nie alle Entscheidungen, die Sie täglich treffen, perfekt sein. Das ist einerseits überhaupt nicht möglich, und andererseits ist ein übermäßiges Streben nach Perfektionismus eine Quelle für Unzufriedenheit. Damit beschäftigen wir uns später noch genauer.

Menschen mit Diabetes sind 99 Prozent der Zeit im Alltag selbst für die Behandlung verantwortlich – ohne ständig jemanden fragen zu können. Entscheidungen müssen Sie weitestgehend alleine treffen. Das ist zwar bei Bluthochdruck, Schilddrüsenerkrankungen und Asthma auch der Fall, bedeutet aber bei Diabetes, sich für «schlechte» Werte persönlich verantwortlich zu fühlen. Zwar erhalten Sie in Schulungen alle notwendigen Informationen und werden von Ihrem Diabetes-Team unterstützt, sind die meiste Zeit aber auf sich allein gestellt. Es ist kein Wunder, wenn Sie irgendwann müde und erschöpft von den vielen Entscheidungen sind, die Ihnen pro Tag abverlangt werden.

Sind Sie auch manchmal entscheidungsmüde? Dann sind Sie damit definitiv nicht alleine.

Ziel: eine gute Diabetes-Life Balance hinzubekommen und einen individuell guten Weg zu finden, in denen die Erkrankung auch (aber nicht nur) ihren Platz hat.

24/7 für Diabetes da sein ist nicht möglich

Auszeiten sind wichtig für Körper und Seele. Einfach mal abschalten, die Seele baumeln lassen, nichts tun. Wir alle haben das Bedürfnis, uns hin und wieder eine Auszeit zu gönnen, wenn uns etwas zu viel ist, von der Familie, von der Arbeit, von unserem Alltag. Gilt das auch für Diabetes? Leider nein. Zumindest nicht für längere Zeit. Versuchen Sie, sich trotzdem regelmäßig Auszeiten zu verschaffen und Pausen einzulegen – das geht auch mit Diabetes. Diese können je nach Energielevel, Bedürfnissen und Persönlichkeit sehr unterschiedlich sein. Bauen Sie bewusst Pausen in Ihren Alltag ein und versuchen Sie, sie mit dem Diabetes zu vereinen. Erholungsphasen sind auch mit Diabetes möglich. Kleine und kurze Auszeiten können wahre Wunder bewirken. Gerade wenn Sie denken, keine Zeit für eine Pause zu haben, ist sie essenziell.

Wichtig ist, gedanklich Abstand vom Diabetes zu gewinnen. Das kann bei einer Tasse Tee oder frisch gebrühtem Kaffee sein oder auch nur bedeuten, einige Momente innezuhalten, wo immer Sie sich gerade befinden. Eine Pause kann sich auch über mehrere Stunden erstrecken, bei einem Einkaufsbummel, einem Nachmittag mit der besten Freundin oder einem Besuch im Yogastudio. Ob kurz oder lang, lassen Sie dabei Ihre Therapie nicht ganz aus den Augen. Was könnten Sie sich vorstellen, in welchem Rahmen und für welche Zeit Sie künftig erholsame Auszeiten einplanen könnten?

Gute Werte mit möglichst wenig Aufwand

Der Wunsch nach guten Blutzuckerwerten ist verständlich.

Der Wunsch nach möglichst wenig Aufwand und Einschränkungen zur Erreichung dieses Ziels ebenso.

Die beiden Wünsche sind zwar mehr als verständlich, können sich jedoch gegenseitig behindern und sind oft nicht gleichzeitig zu haben. Eine gute Stoffwechseleinstellung ist wichtig, um Folgeerkrankungen und Komplikationen zu vermeiden. Werte im Zielbereich haben aber ihren Preis und sind in der Regel nicht umsonst zu haben.

Der Preis für gute Werte kann sein:

1. Viel Zeit und Energie in die Selbstbehandlung investieren. Wer sich davon im Alltag zu sehr vereinnahmen lässt, läuft Gefahr, das restliche Leben der Erkrankung unterzuordnen. Das ist für die Psyche auf Dauer nicht gesund. Manche Betroffene müssen regelrecht gebremst werden und lernen, nicht zu viel für den Diabetes zu «opfern», da das auf Dauer zu Erschöpfung und Resignation führen kann.

2. Viel im Voraus planen müssen. Spontan zu leben, wie es vielleicht bislang der Fall gewesen ist, wird dadurch eingeschränkt. Denn in einem gleich getakteten Alltag, in dem zur selben Zeit das Gleiche gegessen und getan wird, gelingen Werte im Zielbereich oftmals besser, da den Blutzucker wenig durcheinanderbringt. Dementsprechend gibt es Diabetes-Betroffene, die mit geringem Aufwand gute Blutzuckerwerte erreichen, da ihr Alltag von wenig Schwankungen bei den Mahlzeiten und in Bewegungsabläufen geprägt ist.

Ein abwechslungsreicher Alltag, verbunden mit unregelmäßigen Mahlzeiten, unvorhersehbaren Aktivitäten, kurzfristigen Entscheidungen oder Reisen ist natürlich genauso möglich, allerdings fordert er oftmals mehr Energie, um eine ausgeglichene Stoffwechsellage zu erzielen (zumindest sollte mit hohen oder schwankenden Werten gerechnet werden). Jedoch bekommen immer mehr Diabetes-Betroffene beides mithilfe moderner Diabetes-Technologie unter einen Hut: spontan leben mit einer ausgeglichenen Stoffwechsellage.

Umgekehrt geht ein Alltag mit möglichst wenig Aufwand und möglichst spontaner Lebensführung oft auf Kosten der Blutzuckereinstellung: «schlechte» Werte durch schwer kalkulierbare Mahlzeiten mit unterschiedlichen Bewegungsintensitäten. Zudem verschlechtern sich bei hohen Werten die Lebensqualität und das Wohlbefinden – eine Art Teufelskreis.

> Ziel ist, eine gute Stoffwechseleinstellung zu erreichen und trotzdem eine hohe Lebensqualität zu haben – beide möglichst gut ausbalanciert.

Es gibt viele Möglichkeiten, das Leben zu gestalten. Die Antwort auf die Frage, welches Ausmaß an Engagement für die Erkrankung realistisch und gesund ist, ist denkbar einfach: Weder zu viel noch zu wenig – wir suchen also den goldenen Mittelweg. Das kann für jeden etwas anderes bedeuten. Untersuchen Sie deshalb Ihre Präferenzen.

Hilfreiche Fragen können sein:

- Was ist Ihnen generell wichtig?
- Was könnte für Sie der goldene Mittelweg sein?
- Wie weit geht Ihre Kompromissbereitschaft?
- Wo ist Ihre Engagementgrenze?

Diabetes und Alltag im Beruf

Was früher als unmöglich galt, ist heutzutage kaum mehr ein Problem. Menschen mit Diabetes stehen aktuell fast alle Berufe zur freien Wahl (ein gutes Glukosemanagement wird allerdings vorausgesetzt). Nur wenige Berufe sind für Menschen mit Diabetes ungeeignet. Dazu zählen jene, bei denen im Falle einer Unterzuckerung andere Menschen oder man selbst gefährdet werden könnten, wie beispielsweise Pilotin oder Pilot. Es muss jedoch immer auch die individuelle Situation betrachtet werden.

Bei Bewerbungsgesprächen ist es sinnvoll, sich auf mögliche Fragen zur persönlichen Gesundheit vorzubereiten. Tun Sie das am besten mit Ihrem Diabetologen oder Diabetes-Berater. Es besteht nach allgemeiner Überzeugung zwar keine Verpflichtung, den Arbeitgeber über Diabetes zu informieren, eine wahrheitsgemäße Auskunft kann in manchen Bereichen allerdings sinnvoll sein.

Nicht selten verheimlichen Menschen mit Diabetes ihre

Erkrankung am Arbeitsplatz, aus Angst davor, als chronisch krank und nicht belastbar zu gelten – und im schlimmsten Fall den Job zu verlieren. Heute wird dazu geraten (und auch ich tue das), offen von der Erkrankung zu erzählen und sie nicht zu verstecken. Denn das zeigt, dass Sie selbstbewusst sind und verantwortungsvoll mit Ihrem Diabetes umgehen.

Das können Sie tun

- **Für sich selbst Verantwortung übernehmen.** Vor allem zu Erkrankungsbeginn müssen Sie bei vielem herausfinden, wie sich Lebensmittel und Bewegung auf Ihre persönliche Stoffwechsellage auswirken. Mit der Zeit werden Sie aber Ihr eigener Diabetes-Experte.
- **Die eigene Lebensführung überdenken.** Überlegen Sie, was Ihnen wichtig ist und was gut zu Ihrem Lebensstil passt. Wo ist Ihr Kompromisspunkt, an dem sich beides gut vereinen lässt?
- **Vergleichen Sie sich mit Diabetes-Betroffenen,** die sich in einer ähnlichen Situation befinden, und holen Sie sich von ihnen Rat und Tipps. Vorsicht allerdings bei Vergleichen mit perfekten Verläufen anderer.
- **Sich auf den eigenen Verlauf konzentrieren** und darauf, was Sie selbst positiv beeinflussen können. Dann machen Sie einen tollen Job.
- **Kolleginnen und Kollegen einweihen.** Wichtig ist, dass zumindest einige Ihrer Kollegen über Ihre Erkrankung Bescheid wissen und im Falle einer Unterzuckerung helfen können.

Selbst-Check
Was hat für Sie Priorität?

Möglichst alles tun, um gute Werte zu haben und gesund zu bleiben?

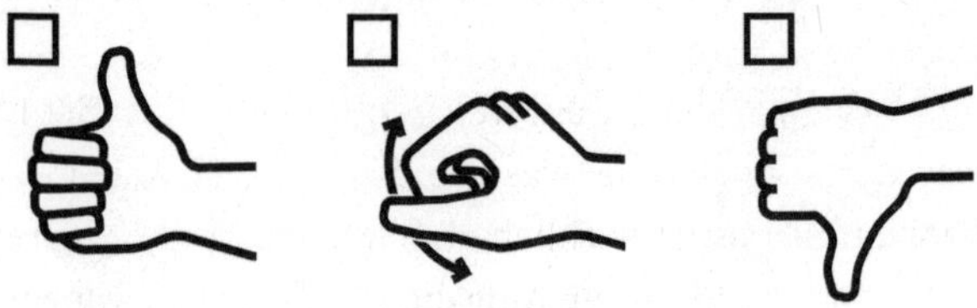

Möglichst wenig Aufwand dafür betreiben und sich im Alltag möglichst wenig einschränken lassen?

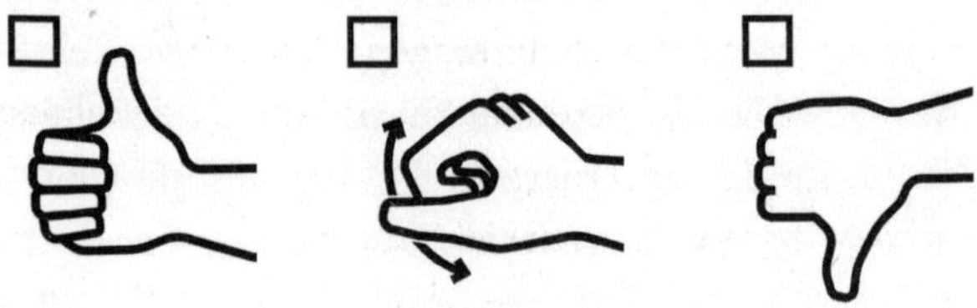

KAPITEL 5: Diabetes belastet zusätzlich – wie kaum eine andere chronische Erkrankung

Diabetes ist ein zusätzlicher «Job»

Es kommt weniger darauf an, welchen Diabetes-Typ Sie haben, sondern vielmehr darauf, was die Therapie Ihnen im Alltag abverlangt. Und das ist wirklich eine Menge. Manche sprechen von bis zu 150 verschiedenen Aufgaben und Herausforderungen:

Blutzucker messen, Tabletten nehmen, Insulin spritzen, Über- und Unterzuckerungen im Blick haben, Frustration durch schwankende oder erhöhte Werte aushalten, auf eine gesunde Ernährung achten, sich regelmäßig bewegen, Arzt- und Kontrolltermine wahrnehmen, an Schulungen teilnehmen, Telefonate mit Apotheken und Krankenkassen, Klinik- und Rehaaufenthalte, finanzielle Sorgen, eingeschränkte Freizeitaktivität, berufliche Einschränkung und noch vieles mehr.

An so vieles denken zu müssen, kann frustrieren, denn es ist kaum möglich, alles zu schaffen. Gedanken wie «Ich muss immer an tausend Dinge denken» oder «Ich schaffe das einfach nicht alles» sind typisch.

Mal ehrlich, wie oft denken Sie am Tag an Ihren Diabetes? Während manche sagen «Viel zu oft», ist es bei anderen wiederum ein «Müsste öfter sein». Wenn Sie für sich überlegen, werden Sie erstaunt sein, wie viele Minuten im Laufe eines Tages zusammenkommen. Zeit, die in Ihrem Alltag für andere Dinge fehlt.

Hinzu kommt, dass die Erwartungen und Ansprüche in unserer Gesellschaft und an uns selbst gestiegen sind. Zeitdruck und Multitasking sind bei vielen zur Normalität geworden. Die Selbstbehandlung der Erkrankung mit ihren vielen Aufgaben kommt noch oben drauf, zusätzlich zum hektischen Alltag mit seinen Herausforderungen. Ein Balanceakt, Familie, Beruf, Hobbys und Diabetes unter einen Hut zu bekommen.

Die Diabetes-Therapie ist ein Zeitfresser und Krafträuber.

Und kann Betroffene manchmal zur Verzweiflung bringen, denn zu den «normalen» Alltagsthemen, die stoffwechselgesunde Menschen auch bewältigen, wie Einkaufen, Wäsche waschen, Kinder zum Sporttraining fahren oder sich um die kranke Oma kümmern, kommen diabetesbezogene Aufgaben hinzu, die untergebracht werden müssen – und das jeden Tag. Wenn nicht für alle Aufgaben ausreichend Zeit vorhanden ist und Sie sie trotzdem erledigen, kann schnell ein «Energieminus» entstehen, vergleichbar mit einem Bankkonto, bei dem man durch übermäßige Ausgaben irgendwann ins Minus rutscht. Das hat Auswirkungen.

Erste Anzeichen können sein, es über einen längeren Zeitraum nicht mehr gut zu schaffen, auf den Diabetes (und sich selbst) zu achten, obwohl es vielleicht nicht an Wissen über die Erkrankung mangelt. Es ist normal, an manchen Tagen das Gefühl zu haben, es nicht mehr zu schaffen. Wenn Sie allerdings auf Dauer niedergeschlagen oder freudlos sind und sich ständig Sorgen um Blutzuckerwerte oder die Zukunft machen, sollten Sie hellhörig werden. Ab wann Sie konkret handeln sollten, erfahren Sie in Teil D.

Good to know

Diabetes früher: Einschränkungen

Noch vor wenigen Jahren war Diabetes der absolute Taktgeber im Alltag. Das restliche Leben wurde drum herum organisiert, denn der Spielraum bei der Therapie war gering: Starre Ernährungs- und Sportpläne, strikte Kalorienvorgaben und ein langer Krankenhausaufenthalt zur Ersteinstellung waren die Regel. Es gab Diätschokolade, die für Menschen mit Diabetes das Höchste war, das man sich ohne schlechtes Gewissen leisten konnte. Es gab wenig Möglichkeiten zur Mitbestimmung durch die Patienten. Damals existierte eine Diabetes-Welt, in der der kluge, allwissende Arzt, nahezu Halbgott in Weiß, Entscheidungen über den Kopf des Patienten hinweg getroffen hat und der Patient die Anordnungen gehorsam umsetzen musste.

Das alles war zwar eine adäquate Vorgehensweise im Hinblick auf die medizinischen Möglichkeiten der Zeit – für den Verlauf und die Prognose der Erkrankung allerdings waren viele Maßnahmen nicht sinnvoll. Aus diesen Zeiten stammen viele Fehlinformationen und Mythen.

Diabetes heute: Empowerment

Das alles hat sich zum Glück seit Anfang der 1990er-Jahre komplett geändert, als klar wurde, dass Patienten den Therapieempfehlungen nicht in dem Maß nachkamen, in dem Ärzte sich das erhofften. Heute werden die gesamte Behandlung und auch das Insulin den Essgewohnheiten und dem Alltag des Patienten angepasst, während Insulinpumpen, Sensoren, Smartpens und Handy-Apps das Leben zunehmend erleichtern. Hier steht der Mensch klar im Mittelpunkt.

Nicht nur die Prognose ist durch die modernen Behandlungsmöglichkeiten heutzutage hervorragend, auch der Umgang mit Betroffenen ist wertschätzender als früher. Der Empowerment-Gedanke, der die Mündigkeit Diabetes-Betroffener hervorhebt, entwickelte sich zunehmend. Patienten werden heute als Partner auf Augenhöhe betrachtet, da sie die wesentlichen Akteure in der Therapie sind. Jeder Mensch möchte als gleichberechtigter Gesprächspartner wahrgenommen werden. Die Behandelnden sind zwar medizinische Experten für die Erkrankung Diabetes, Sie aber sind die Expertin / der Experte für Ihr Leben.

Diabetes-Betroffene werden dazu befähigt, sich selbstständig um Diabetes zu kümmern und therapierelevante Entscheidungen im Alltag zu treffen. Je mehr ein Mensch entscheiden «darf» und Herr des Geschehens ist, desto zufriedener ist er und desto besser kümmert er sich um seine Erkrankung. Diese Erkenntnis hat sich etabliert und wird heute mit Empowerment, oder Hilfe zur Selbsthilfe beschrieben. Ein moderner Schulungsansatz, bei dem Patienten nicht belehrt, sondern gut informiert werden, um sich selbst im Alltag behandeln zu können.

Schlecht schlafen mit Diabetes

Menschen mit Diabetes schlafen häufig schlechter. Je nach Therapie kann es dafür verschiedene Ursachen geben: Hoher Blutzucker führt zu Durst und nächtlichem Harndrang. Unterzuckerungen stören die Nachtruhe, da sie mit Kohlenhydraten therapiert werden müssen.

Träger von Glukosesensoren und Insulinpumpen kennen andere Schlafräuber: Alarmfunktionen unterbrechen den Nachtschlaf, um auf niedrige oder hohe Glukosewerte aufmerksam zu machen oder auf einen anstehenden Katheterwechsel. Was einerseits die Funktion eines Wächters des Blutzuckers hat, kann andererseits für unruhige Nächte und unterbrochenen Nachtschlaf sorgen.

Egal wodurch er verursacht ist, schlechter Schlaf kann bereits nach wenigen Nächten eine große Belastung sein. Mit weitreichenden Folgen, denn nur mit ausreichend Schlaf ist der Körper leistungsfähig. Anstrengende Nächte schränken die Lebensqualität ein und sorgen für Müdigkeit und Abgeschlagenheit. Das wirkt sich wiederum ungünstig auf die Diabetes-Therapie aus.

Tipp: Überlegen Sie nach einer besonders unruhigen Nacht, wie Sie die verbleibende Energie für den kommenden Tag geschickt nutzen können. Reduzieren Sie die nicht unbedingt notwendigen Aufgaben. Zudem ist es wichtig, die Ursachen zu erkennen und entsprechend an einer Lösung zu arbeiten.

Die Schlafqualität ist eine der wichtigsten Einflussgrößen für unsere seelische Balance. Deshalb steht sie im psychologischen Kontext immer im Fokus der Aufmerksamkeit. Ein guter Schlaf kann Ihren Blutzuckerspiegel verbessern, allein dadurch, dass Sie wieder mehr Energie haben, um auf Diabetes zu achten.

Zusammenfassend gilt: schlechter Schlaf = schlechte Stimmung = schlecht für das seelische Gleichgewicht = schlecht für die Stoffwechsellage.

Unterschätzte Auslöser für schwankende Werte

Es gibt viele Gründe für eine Fahrt mit der «Blutzucker-Achterbahn», für das ständige Auf und Ab des Blutzuckerspiegels. Neben zu viel Stress und Sorgen (wie wir gleich noch sehen werden), vorangegangenen Unterzuckerungen oder der Tatsache, sich beim Essen zu verschätzen (eine Pizza kann manchmal zur Herausforderung werden), gibt es folgende drei oft wenig beachtete Gründe:

1. Erkrankungen und Infektionen. Ist Ihnen schon mal aufgefallen, dass Sie bei einer Erkältung höhere Blutzuckerwerte als sonst haben? Speziell bei erhöhter Temperatur und Fieber ist häufig mehr Insulin erforderlich. Manche Betroffene haben kurz vor einem Infekt einen erhöhten Insulinverbrauch und werden so darauf aufmerksam, dass eine Erkältung im Anflug ist.

2. Bei Frauen: Periode und Wechseljahre. Kurz vor der Periode bemerken viele Frauen erhöhte Werte oder Blutzuckerschwankungen, die durch erhöhte Östrogen- und Progesteronspiegel ausgelöst werden (Männer haben oftmals einen ausgeglicheneren Blutzuckerspiegel). Denken Sie bei erhöhten Werten deshalb auch an den Menstruationszyklus. Übrigens kann Diabetes auch die Periodenstärke und -dauer beeinflussen.

Dass die Periode Blutzuckerschwankungen verursachen kann, ist vielleicht noch bekannt, aber wussten Sie, dass auch Wechseljahre den Blutzucker stärker als sonst schwanken lassen? Der weibliche Körper macht in den Wechseljahren eine ganze Reihe an Veränderungen durch, die sich in Hitzewallungen, Schweißausbrüchen, Stimmungsschwankungen und Schlafstörungen äußern können. Selbst bei vorher gut eingestellten Patientinnen kann es plötzlich zu Turbulenzen in der Stoffwechseleinstellung kommen. Das hat mit der hormonellen Umstellung des Körpers zu tun, vor allem mit dem Östrogenspiegel, der sich erst nach mehreren Jahren wieder einpendelt. Diese Anpassungsleistung des Körpers kostet zusätzlich Kraft.

Wie stark die Auswirkungen von Periode oder Wechseljahren bei Frauen sind, ist individuell sehr verschieden. Mädchen und Frauen mit Diabetes sollten ihre Blutzuckerwerte in dieser Zeit deshalb engmaschiger kontrollieren. Manchmal ist auch eine Änderung der Therapie erforderlich.

3. Einer der häufigsten Gründe für schwankende Werte: Es gibt keinen. Zumindest ist keiner für Sie nachvollziehbar oder ersichtlich. Selbst wenn Sie jeden Tag zur selben Uhrzeit dasselbe essen und dieselbe Menge an Insulin spritzen, können Sie jeweils bei ganz anderen Werten landen. Manchmal ist zwei plus zwei nicht vier, sondern fünf oder sieben. Das kann frustrieren und zu Selbstzweifeln führen. Machen Sie sich bewusst: Sie sind damit keinesfalls alleine. Das bedeutet einfach, dass es viel mehr Einflussfaktoren auf Ihre Stoffwechseleinstellung gibt als die, die Sie gerade beeinflussen können. Machen Sie sich keine Vorwürfe: Das ist Diabetes.

All das kann zu Diabetes-Disstress führen.

Dieser diabetesbezogene Stress ist ein Zustand erhöhter emotionaler Belastung durch alltägliche Sorgen und Bedenken rund um die eigene Diabetes-Erkrankung und -Behandlung. Im Schnitt leidet jeder dritte Diabetes-Erkrankte regelmäßig unter diabetesbezogenem Stress, Menschen mit Insulintherapie etwas mehr als Menschen ohne Insulintherapie. Sie sind damit also keinesfalls alleine.

Diabetes-Stress kann sich in Ängsten und Schuldgefühlen über Kontrollverlusterleben bis hin zu erhöhter Depressivität und Diabetes-Burnout äußern. Werden die Anforderungen durch den Diabetes zu groß, leiden Lebensqualität, Wohlbefinden und

Behandlungsmotivation. Betroffene schaffen es dann weniger gut, Therapieempfehlungen im Alltag umzusetzen. Zudem steigt das Risiko für psychische Erkrankungen. All das trägt mit zu einer schlechten Stoffwechseleinstellung bei.

Das können Sie tun

- **Planen Sie grundsätzlich großzügige Puffer** für die Diabetes-Therapie im Alltag ein, um genug Energie dafür zu haben.
- **Konzentrieren Sie sich auf zwei bis drei diabetesbezogene Aufgaben,** die Ihnen im Moment am wichtigsten erscheinen. Sie müssen nicht alle gleichermaßen erledigen. Das kann niemand.
- **Nehmen Sie in Belastungszeiten jede Hilfe an,** die Sie bekommen können (in allen Lebensbereichen).
- **Eine gute Diabetes-Schulung** kann diabetesbezogener Überforderung effektiv entgegenwirken. Wenn Sie schon länger nicht mehr bei einer waren: Melden Sie sich zu einer Auffrischungsschulung an.
- **Sie machen Ihren «Job» sehr gut** (egal, wo Sie momentan stehen). Klopfen Sie sich einmal täglich auf die Schulter und loben sich innerlich dafür.
- **Die eigene Einstellung untersuchen:** Betrachten Sie die Erkrankung nicht als Feind, sondern als engen Begleiter, der von nun an zu Ihnen gehört. Und der Sie mit zu der Person macht, die Sie jetzt gerade sind. So, wie Sie andere Dinge im Leben vielleicht auch begleiten, wie ein paar Kilos zu viel auf den Rippen, ein sympathisches Lispeln, eine präsente Narbe auf der Wange oder

Muttermale auf den Armen. Alles vielleicht für Sie nicht unbedingt erstrebenswert. Aber wunderbar und einzigartig wie Sie.

Selbst-Check

Diabetes-Disstress

Fühlen Sie sich durch Ihren Diabetes oder die Therapie im Alltag häufig gestresst?

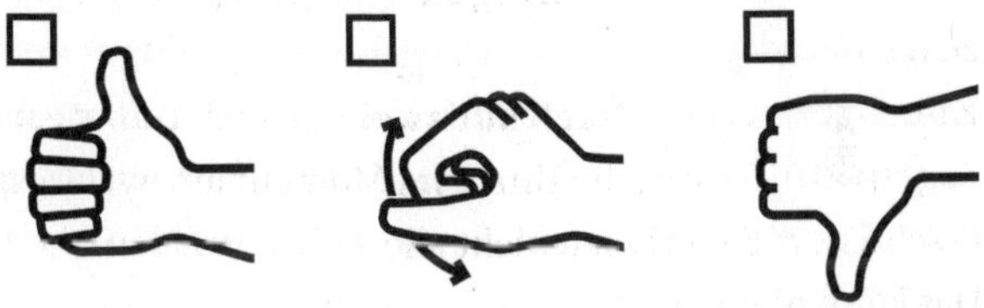

Falls ja, was verursacht bei Ihnen am meisten Stressgefühle?

KAPITEL 6: «Wir» haben Diabetes – Strapazen für die Partnerschaft

Wenn diabeteskranke Kinder und Jugendliche behandelt werden, ist es selbstverständlich, die Familie in die Betreuung mit einzubeziehen. Aber auch bei erwachsenen Menschen mit Diabetes haben Partner und Familie großen Einfluss auf das Gelingen der Selbstbehandlung, denn es ist nicht nur die erkrankte Person selbst, die mit der Diagnose leben muss, auch Partnerschaft und Familie werden davon berührt. Deshalb wird Diabetes auch als «Wir-Erkrankung» bezeichnet.

Die vertraute Beziehung zu einem Partner kann einerseits als bedeutsame Ressource gesehen werden, in der die erkrankte Person emotionale Unterstützung erfährt. Andererseits hat die Paarbeziehung jetzt zusätzliche Themen und Aufgaben zu erfüllen und kann im schlimmsten Fall selbst ins Wanken geraten und überfordert werden. Denn anders als bei einer begrenzt andauernden Erkrankung, wie einem grippalen Infekt oder einem Knochenbruch, kann eine übermäßige längerfristige Fürsorge schnell als einengend oder bevormundend wahrgenommen werden. Was liebevoll gemeint ist, kann auf Dauer zu Beziehungsproblemen führen. Wie beide miteinander reden, spielt dabei eine wesentliche Rolle.

Die Partnerschaft vor und nach der Erkrankung

Es hat großen Einfluss auf die Partnerschaft, zu welchem Zeitpunkt ein Partner an Diabetes erkrankt. Wenn ein Paar sich kennengelernt hat, als der Partner bereits Diabetes hatte, kann sich das sogar positiv auf die Partnerschaft auswirken, weil die Rahmenbedingungen von Beginn an klar waren und der stoffwechselgesunde Partner sich für das Gesamtpaket «Partner inklusive Diabetes» entschieden hat.

Hingegen kann eine Diabetes-Diagnose eine bestehende Partnerschaft spürbar belasten, denn beide Partner schlüpfen ab diesem Zeitpunkt beinahe automatisch in verschiedene Rollen: der Erkrankte, der sich verstärkt um die eigene Gesundheit kümmert, und der Gesunde, der im Alltag auf den Kranken und seine Therapie achtet und Rücksicht nimmt. Damit gehen unterschiedliche Rollenerwartungen, Aufgabenverteilungen und ein geänderter Umgang miteinander einher. Konflikte und Belastungen zwischen den Partnern können entstehen, die ohne die Erkrankung nicht entstanden wären. Diabetes wird zum vordergründigen Streitthema. Erfahrungsgemäß verbergen sich dahinter meist auch andere Themen. Der Fokus kann sich zunehmend auf negative Aspekte des Partners richten, während positive Aspekte leicht übersehen werden. Das kann zusätzlicher Sprengstoff für eine Beziehung sein, besonders wenn sie vorher nicht ausreichend stabil war.

Versuchen Sie, sich auf Positives zu fokussieren und Diabetes nicht zu viel Raum zu lassen.

Nicht selten kann eine chronische Erkrankung allerdings auch dafür sorgen, dass die Partner näher zusammenrücken und die gemeinsame Herausforderung Diabetes sie enger zusammenbringt.

Unter Unterzuckerung leidet auch der Partner

Ein häufig vorkommendes Streitthema ist der Umgang mit Unterzuckerungen, die das Handeln des gesunden Partners erfordern. Eine Hypoglykämie ist häufig mit Stimmungsschwankungen verbunden. Sätze wie «Miss doch mal deinen Blutzucker» oder die Frage nach der letzten Blutzuckermessung können dann großes Konfliktpotenzial bergen. Nicht selten reagieren Diabetes-Betroffene in dieser Situation schroff oder genervt ihrem Partner gegenüber und lehnen gegensteuernde Maßnahmen unwirsch ab. Das ist in diesen Momenten zwar in der Regel von den Betroffenen nicht so gemeint, kann den Partner aber dennoch sehr verletzen. Angehörige berichten oft, dass sie ihren Partner in solchen Situationen kaum wiedererkennen und über die Reaktion verärgert sind. **Wesensveränderung ist ein Symptom der Unterzuckerung und im Sinne der Akutsituation zu verstehen.** Ihr Partner kann sich in diesem Moment nicht anders verhalten – er kann einfach nichts dafür.

Zudem kann das Miterleben einer schweren Unterzuckerung des Partners Ängste auslösen und zu erhöhter Sorge um den Diabetes-Erkrankten führen. Angehörige sind im Umgang mit Unterzuckerungen meist verunsichert und können von einer Schulung ebenfalls sehr profitieren. Im Laufe der Zeit entwickeln die Partner eine gute Wahrnehmung dafür, wann sich eine Unterzuckerung anbahnt, und merken es oft viel schneller als die Betroffenen selbst.

Diabetes als Streitthema

Diabetes kann in einer Beziehung viel Raum beanspruchen und die gemeinsamen Gespräche im Alltag dominieren. Andere Themen rücken in den Hintergrund und finden weniger Beachtung. Leichtigkeit und Spontaneität einer Beziehung können in dem Zuge verloren gehen. Das kann den stoffwechselgesunden Partner auf Dauer nerven und ihm irgendwann zu viel werden. Wenn Sätze fallen wie «Ich bin doch nicht dein Pfleger», kann schnell der Eindruck entstehen, dass sich die ganze Beziehung nur noch um die Erkrankung dreht.

So kann sich ein diabeteskranker Partner plötzlich «auf der Anklagebank» wiederfinden, wenn er seinen Lebensstil nicht ausreichend verändert, der gesunde Partner ihm deswegen Vorwürfe macht und zunehmend Druck ausübt. Wenn beim stoffwechselgesunden Partner der Eindruck entsteht, dass der Diabetes-Erkrankte sich zu wenig um seine Gesundheit kümmert und sich vielleicht sogar gehen lässt, kann die Beziehung darunter leiden und beide Partner unzufrieden zurücklassen. Der Gesunde fordert den diabeteskranken Partner auf, sich mehr zu bewegen, beim Essen zu mäßigen oder Arzttermine regelmäßiger wahrzunehmen. Häufig mit geringem Erfolg, denn der Diabetes-Erkrankte fühlt sich unverstanden und in seiner Autonomie eingeschränkt – und wird dann versuchen, diese zu verteidigen und aufrechtzuerhalten. Streit und Missstimmung sind vorprogrammiert. Versuchen Sie, den Diabetes aus der täglichen Partnerroutine auszugrenzen und in der Kommunikation einen wertschätzenden Umgang zu finden.

Menschen reden zwar den ganzen Tag, tauschen aber oft nur Oberflächlichkeiten aus. Für grundlegende und elementare Themen mit tiefer gehender Bedeutung bleibt oft keine Zeit: wie wir miteinander umgehen und was wir uns voneinander wünschen. In Bezug auf Diabetes kommt die Frage hinzu, wie bei einer Unterzuckerung gut miteinander umgegangen werden kann. In der Partnerschaft gut zu kommunizieren, ist dabei alles.

Das können Sie für einen guten Umgang miteinander tun

- Grundsätzlich gilt: Bleiben Sie im Gespräch, auch wenn es manchmal schwerfällt.
- Formulieren Sie konkret Ihre Wünsche, Erwartungen und wie Sie sich fühlen.
- Sagen Sie Ihrem Partner, was Sie an ihm schätzen und mögen.
- Perspektivenwechsel: Versuchen Sie, sich in die Situation Ihres Partners hineinzuversetzen. Das gilt umso mehr in emotional aufgeheizten Situationen.
- Angehörigen ist meist nicht bewusst, wie sehr Diabetes-Betroffene sich von anderen kontrolliert fühlen.
- Auch wenn es noch so verlockend sein sollte: Verzichten Sie auf Schuldzuweisungen und Vorwürfe und formulieren Sie Ihre Wünsche positiv.
- Sagen Sie Ihrem Partner, was Sie sich in einem Notfall an Hilfe wünschen, das sich für Sie unterstützend anfühlen könnte. Bei einer Unterzuckerung kann es beispielsweise eine Vereinbarung geben, dass Ihnen – ohne ein Wort zu sagen – Traubenzucker oder ein Glas Saft gereicht wird und Sie es ohne Diskussion zu sich nehmen müssen.
- Und nicht zu vergessen: Wertschätzen Sie Ihren Partner regelmäßig und danken Sie ihm für seine Unterstützung,

sein Dasein und seine Begleitung. Erinnern Sie Ihren Partner auch daran, welche Hürden Sie beide als Paar im Leben schon gemeistert haben. Das ist nicht selbstverständlich.

Selbst-Check
Partnerschaft

Falls Sie in einer Partnerschaft leben: Würden Sie sagen, dass sie durch den Diabetes belastet ist?

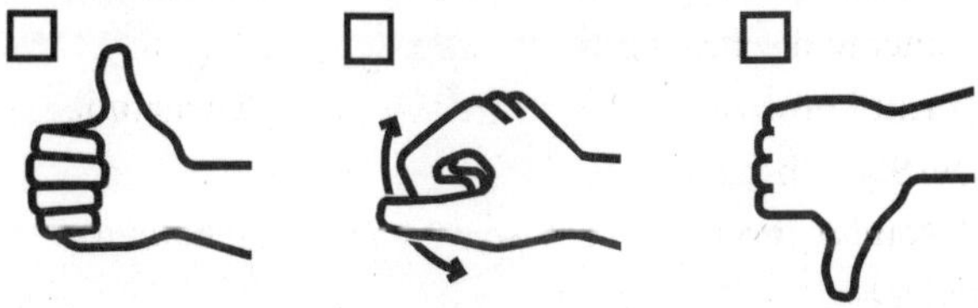

Aufgrund welcher Themen gibt es in Ihrer Partnerschaft am ehesten Diskussionen oder Streit?

Was, denken Sie, würde sich Ihr Partner / Ihre Partnerin von Ihnen wünschen: Was könnten Sie in bestimmten Situationen anders machen?

KAPITEL 7: Stress gehört zum Leben dazu – und bringt den Blutzucker durcheinander

Das Besuchswochenende in der alten Heimat, das Montags-Meeting im Job, eine Präsentation vor mehreren Kollegen – ist Ihnen schon mal aufgefallen, dass bestimmte Situationen oder Umstände mit erhöhten Werten verbunden sind? Subjektiv erlebter Stress kann die Ursache sein, denn wie wir bereits aus früheren Kapiteln wissen: Psyche und Blutzucker sind eng miteinander verwoben und beeinflussen sich gegenseitig.

Die Physiologie von Stress

Grundsätzlich ist Stress eine gute Sache, denn die Reaktion darauf hat das Überleben unserer Vorfahren gesichert, indem Energie für Kampf oder Flucht bereitgestellt wurde. Auch wenn wir uns heute nicht mehr vor einem wilden Tier in Sicherheit bringen müssen, laufen in unserem Körper doch die gleichen Vorgänge ab wie damals.

Unser Körper reagiert auf äußere oder innere Reize, indem er in Alarmbereitschaft versetzt wird. Damit verbunden ist die Ausschüttung von Stresshormonen wie Adrenalin und Cortisol, was zu unterschiedlichen Reaktionen führt. Herzschlag und Blutdruck erhöhen sich und können Symptome wie Schwitzen, Zittern und Nervosität auslösen. Stress kann zudem dazu verleiten, mehr und ungesünder zu essen, sich weniger zu bewegen und auch mehr zu rauchen. Eine mögliche Folge: mehr Kilos auf der Waage.

Stress wirkt dabei wie ein Gegenspieler von Insulin, indem er durch Hormonausschüttungen den Blutzucker in die Höhe treibt, weil Insulinbedarf und -sensitivität sich ändern. Das erschwert das Kalkulieren von Insulindosen. Kurzfristiger Stress ist für Menschen mit Diabetes überhaupt kein Problem, wohl aber anhaltender übermäßiger, denn dann bleibt der Blutzucker über längere Zeit hoch. Das sorgt für Müdigkeit und Antriebslosigkeit, was die Diabetes-Therapie erschwert.

Merke: Stress kann den Blutzucker erhöhen.

Stress, Überforderung und permanenter Zeitdruck sind leider für viele Menschen heutzutage Realität, oft mit verheerenden Folgen. Im Diabetes-Alltag sind es nicht nur große, markante Ereignisse, die einem etwas abverlangen, sondern kleine, sich ständig wiederholende Unannehmlichkeiten, die sich im Laufe eines Tages anhäufen – und zur Alltagshektik hinzukommen.

Stress muss aber nicht nur negativ sein, sondern hat auch viele positive Effekte. Ein Bewerbungsgespräch, ein Gesellschaftsspiel mit Freunden oder ein bevorstehendes Date können uns beflügeln, uns Energie schenken und uns manchmal richtiggehend verzaubern. Wir sind aufgeregt und freuen uns. Wir können uns sehr gut konzentrieren, sind aufmerksam und fühlen uns wohl. Sind Bewerbungstermin, Spiel oder Date jedoch vorbei, werden keine Stresshormone mehr produziert, die Anspannung löst sich langsam, und der Blutzucker normalisiert sich wieder. Das ist ein normaler biologischer Mechanismus und auch bei Menschen mit Diabetes für die Stoffwechseleinstellung grundsätzlich kein Problem.

Was Stress auslösen kann

Wie sich Stress im Einzelfall auswirkt, ist sehr subjektiv und von Mensch zu Mensch unterschiedlich, genauso wie die Dinge, die jeder Einzelne als Stress empfindet. Während manche Hitze, Lärm, Stau auf dem Weg in den Urlaub oder lange Flugzeiten inklusive Zeitverschiebung als stressig empfinden, macht anderen das Weihnachtsfest mit der Familie zu schaffen. Dasselbe gilt für Menschen mit Diabetes, denn jeder geht anders mit Unterzuckerung, hohem Langzeitblutzucker oder unpassenden Kommentaren anderer um.

Was löst bei Ihnen Stress aus?

Viel zu tun zu haben, bedeutet nicht automatisch, gestresst zu sein. Manche Menschen lieben es, viel um die Ohren zu haben. Häufig sind es auch unbemerkte zusätzliche Stressquellen im Alltag wie das ständige Laufen des Fernsehers oder das permanente Bimmeln des Handys durch Nachrichten, E-Mails und Newsletter, die unterbewusst Stress verursachen.

Auch Diabetes selbst kann Stress auslösen – wenn der Blutzucker dauerhaft zu hoch ist oder die Werte trotz aller Bemühungen schwanken. «Nicht schon wieder hohe Werte» oder «Ich kann die Werte nicht mehr sehen» sind typische stressfördernde Gedanken.

Technische Hilfsmittel wie Glukosesensoren sind heutzutage für die meisten Betroffenen ein Segen, können aber in manchen Fällen durch die damit einhergehende Informationsflut ebenfalls Druck erzeugen und zu Stresssymptomen führen. Ein Patient bezeichnete das treffend als «Technikstress», denn den Glukoseverlauf auf dem Smartphone ständig beobachten zu können, kann zu einem Gefühl des ständigen Kontrolliertseins führen.

Wann aktiv werden gegen Stress? Am besten frühzeitig. Je weniger Stress Sie haben, desto weniger Stresshormone werden ausgeschüttet. Es geht nicht darum, Stress komplett zu eliminieren, sondern einen gesunden Weg zu finden, mit Stresssituationen gut umzugehen. Das führt zu einer ausgeglicheneren Stoffwechsellage und hilft, die Seele wieder in Balance zu bringen – und letztendlich die Erkrankung besser zu akzeptieren.

In 3 Schritten zu weniger Stress

1. **Sich Stress bewusst machen**
   Moment mal. Halten Sie einen Moment inne und fragen sich, was Sie im Augenblick gerade stresst. Setzen Sie sich dazu einen Moment auf einen Stuhl oder eine Bank und atmen Sie tief durch. Wenn es die Situation erlaubt, legen Sie Ihre Beine hoch. Fragen Sie sich: Was stresst mich gerade? Um was geht es jetzt eigentlich? Was ist jetzt gerade wichtig?
   Das Stresstagebuch. Was kann der Grund für einen Blutzuckeranstieg beispielsweise am Wochenende sein? Zeichnen Sie besonders herausfordernde Situationen auf, in denen Ihr Blutzucker erhöht ist, um Stressquellen (in der Psychologie auch «Stressoren» genannt) aufzuspüren. Finden Sie Zusammenhänge zu bestimmten Situationen oder Personen und einem erhöhten Insulinverbrauch heraus. Notieren Sie sich dazu auch begleitende Gedanken, die Ihnen durch den Kopf gehen. Im Lauf der Zeit lernen Sie die Reaktionen Ihres Körpers (und damit den Dia-

betes) immer besser kennen und können immer feiner auf künftige Situationen reagieren. Wer seinen Diabetes souverän managt, gerät weniger schnell unter Stress.

2. **Stressquellen verringern**
   Jetzt erfolgt die Auswertung der gewonnenen Daten. Untersuchen Sie, welche Stressquellen verändert werden können und welche nicht. Und das können Sie tun:
   Aufgaben delegieren. Auf den Prüfstand gehört, welche Aufgaben (egal in welchem Lebensbereich) ausschließlich von Ihnen selbst erledigt werden müssen. Geben Sie möglichst viel ab, ob im Büro oder zu Hause. Meist können Tätigkeiten an andere abgegeben, reduziert, pausiert oder verschoben werden. Überlassen Sie so viel wie möglich anderen. Niemand kann von Ihnen verlangen, alles selbst zu erledigen. Hilfreich kann der Gedanke sein: «Wenn ich akut an einer schlimmen Grippe erkrankt wäre, müssten andere ja auch mehr machen.»
   Anforderungen ablehnen. Damit verbunden ist die Fähigkeit, Nein sagen zu können und an Sie herangetragene Bitten abzulehnen. Hinter dem Bedürfnis, Erwartungen anderer zu erfüllen, steckt häufig der Wunsch nach Anerkennung und Wertschätzung. Wir können nie ständig allen Menschen gerecht werden – und müssen das auch nicht.
   Mit der eigenen Energie gut haushalten. Hinterfragen Sie Ihre Einstellung zu Perfektion. Müssen anstehende Aufgaben wirklich stets zur vollsten Zufriedenheit aller erledigt werden? Könnte eine einfachere Variante nicht auch ausreichen oder eine Teilerledigung? Üben Sie, eine Aufgabe «weniger perfekt» zu erledigen. Handtücher nur glatt zu streichen und zusammenzulegen, anstatt perfekt

zu bügeln, kann man üben. Wäsche muss nicht immer gebügelt, der Boden nicht jeden Tag gewischt und das Auto nicht jede Woche gewaschen werden. Es steht nirgends geschrieben, dass Hausarbeit stets zu 100 Prozent erledigt werden muss. 80 Prozent sind auch eine Menge.

Jeden Tag für Ausgleich sorgen. Erholung ist essenziell und nicht nur für den Urlaub gedacht. Versuchen Sie, jeden Tag möglichst viele schöne und entspannende Momente zu erleben. Genießen Sie diese bewusst, denn positive Erlebnisse gleichen vieles aus und laden Ihre Akkus wieder auf. Ob Sie aktiv oder passiv entspannen, bauen Sie jeden Tag angenehme Aktivitäten und Entspannungsinseln in Ihren Alltag ein. Solche Momente können nur für Sie alleine da sein, aber auch für Sie als Paar, mit Freunden oder der Familie. Was immer Ihr persönliches Ventil ist, um gesund und ausgeglichen zu bleiben. Genauso wie Sie im Flugzeug eine Sauerstoffmaske erst sich selbst anziehen, bevor Sie anderen helfen. Wenn Sie darauf achten, dass es Ihnen gut geht, können Sie auch gut auf den Diabetes achten.

Alkohol als Stresskiller ist keine gute Idee. Auch wenn ein Glas Wein schnelle Entspannung und Ablenkung verspricht, auf Dauer eignet es sich nicht, um in stressigen Zeiten besser zurechtzukommen. Zudem kann Alkohol den Blutzucker zusätzlich durcheinanderbringen. Sie dürfen mit Diabetes Alkohol in Maßen trinken, achten Sie aber darauf, aus welchem Motiv heraus Sie ihn trinken und welche Auswirkungen er auf Ihren Blutzucker hat.

3. Akuten Stress reduzieren

Die Blutzuckerkontrolle ist in einer Stresssituation vermutlich nicht das Erste, an das Sie denken. Das ist verständlich. Zunächst einmal ist es wichtig, aus der akuten

Anspannung herauszukommen. Hierzu gibt es eine Reihe von Möglichkeiten:

Perspektive wechseln und Abstand gewinnen. Manchmal können wir eine Situation nicht verändern, aber unseren Blickwinkel darauf. Dadurch gewinnen wir oft schon eine andere Sichtweise. Hilfreich können folgende Fragen sein:

- Was hat dieser eine hohe Blutzuckerwert in einem Jahr für eine Bedeutung?
- Was würde meine Mutter, beste Freundin oder mein Diabuddy (ein Freund, der auch Diabetes hat) jetzt zu mir sagen?
- Was könnte schlimmstenfalls passieren, wenn meine Werte heute einfach nicht gut sind?

Entspannungsübungen und Meditation. Beide erfreuen sich zunehmender Beliebtheit, denn sie sorgen für Ausgeglichenheit, besseren Schlaf und weniger Anspannung. Neben den klassischen Entspannungsmethoden wie autogenem Training und progressiver Muskelentspannung können auch fernöstliche Methoden wie Tai-Chi oder Qigong hilfreich sein. Wer kurz vor einem beruflichen Meeting oder einem wichtigen privaten Gespräch **eine Minute in die Stille geht** und sich fragt, was gleich wirklich wichtig ist, der wird feststellen, dass die Interaktionen freundlicher verlaufen und weniger emotional auslaugend sind. Die Welt der Entspannung ist groß und bunt, und es gibt verschiedene Arten, Körper und Seele wieder ins Gleichgewicht zu bringen.

Hilfreiche Gedanken. Ob wir uns gestresst fühlen, hängt davon ab, wie wir den Stressauslöser bewerten. Sich vor Augen zu führen, gerade gestresst zu sein, kann bereits enorm entlasten. Je positiver und gelassener Sie sind, desto besser für Ihre seelische Balance und auch für Ihren Blutzuckerspiegel. Anstatt «Jetzt habe ich es heute wieder nicht geschafft, spazieren zu gehen» könnte «Gleich morgen früh nehme ich mir Zeit nur für mich, indem ich vor der Arbeit 10 Minuten um den Block gehe» für innerliche Entspannung sorgen. Regelmäßig formuliert und «trainiert», können wir uns damit beruhigen und wieder klarer denken.

«Notfallmedikament» Ablenkung. Die Aufmerksamkeit auf etwas anderes zu lenken, ist eine prima Methode, gelassener durch Stresssituationen zu kommen. Hören Sie Ihren Lieblingssong mit einem Kopfhörer, atmen Sie eine Minute bewusst in den Bauch oder erledigen Sie Anstehendes. Auch ein kurzer Spaziergang kann helfen, den Kopf wieder frei zu bekommen. Zudem wird Ihr Blutzucker positiv beeinflusst.

Holen Sie sich Unterstützung. Gruppenschulungen sind hilfreich, um zu lernen, besser mit Stress umzugehen. Sie können dort neue Sichtweisen kennenlernen, denn andere Betroffene gehen mit derselben Situation vielleicht ganz anders um.

Blutzucker überprüfen. Während (oder spätestens nach) einer Stresssituation ist es wichtig, den Blutzucker zu überprüfen. Manchmal stabilisiert sich der Blutzucker nach Abklingen der Stresssituation von selbst. Wenn er jedoch stark angestiegen ist und Sie eventuell mit Insulin nachkorrigiert haben, sollten Sie Ihren Blutzucker anschließend überprüfen, um sicherzustellen, dass Sie nicht in eine Unterzuckerung gelangen.

Selbst-Check

Stress

Fühlen Sie sich im Augenblick hinsichtlich Ihres Diabetes gestresst?

☐ ☐ ☐

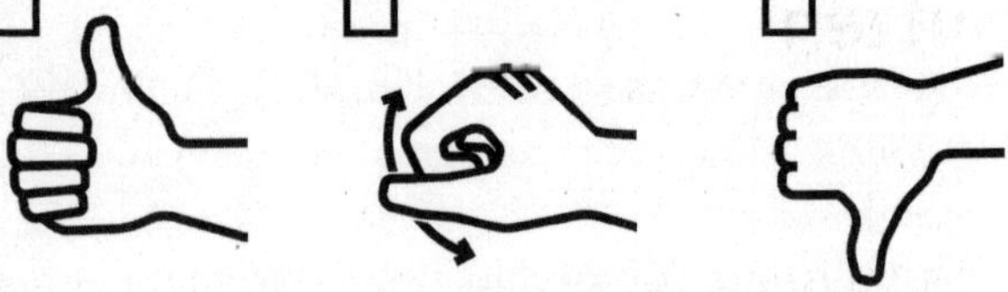

Was löst bei Ihnen am häufigsten Stress aus?

....

....

....

....

....

....

Was hilft Ihnen in einer akuten Stresssituation am meisten?

....

....

....

....

....

....

TEIL B:

Ressourcen aufbauen und nutzen

Gut ausgerüstet und mit passenden Begleitern leichter durchs Leben – auch in turbulenten Zeiten

KAPITEL 8: Wissen aneignen lohnt sich

Wie überall im Leben gilt: Je besser wir informiert sind, desto mehr Möglichkeiten eröffnen sich uns. Wissen hilft auch, mit Diabetes gut umzugehen, und macht uns unabhängiger von den Behandlern. Gut informiert sein ist ein entscheidender Beitrag für Ihre Gesundheit. Es gibt heutzutage eine Fülle von Möglichkeiten, an Wissen zu gelangen.

Oftmals kommt die Diabetes-Diagnose sehr plötzlich: Der behandelnde Arzt erklärt Ursachen und Behandlung relativ schnell und empfiehlt für alles Weitere Schulungen. Es gibt Patienten, die sich in dieser Schocksituation, in der nur eine geringe Aufnahmefähigkeit vorhanden ist, alleingelassen und nicht individuell gesehen fühlen. Manche sehen in einer Schulung keine Notwendigkeit oder fühlen sich durch das Wort Schulung an langweilige Stunden aus der Schulzeit erinnert.

Was assoziieren Sie mit dem Wort Schulung?

Schulungen: praxisnahe Trainings

Moderne Diabetes-Schulungen sind heutzutage kurzweilig und interessant gestaltete aktive Trainings von gut ausgebildeten Kursleitern in kleinen Gruppen – weit weg von langweiliger Berieselung. Sie finden nach neuesten wissenschaftlichen Erkenntnissen statt und beziehen die Teilnehmenden so viel wie möglich ein.

Schulungen werden in diabetologischen Schwerpunktpraxen,

in Kliniken und manchmal auch in Hausarztpraxen angeboten. Durchgeführt werden sie in der Regel von Diabetes-Beratern, manchmal aber auch von Ärzten oder Diabetes-Assistenten. **Eine gute Schulung ist die Basis jeder Diabetes-Behandlung,** denn sie hilft, Diabetes besser zu verstehen. Wer gut informiert ist, kann sich selbst besser helfen und hat eine bessere Verlaufsprognose.

In Schulungen wird Wert darauf gelegt, Sie mit einem guten Krankheitsverständnis und den nötigen Fertigkeiten auszustatten, damit die Diabetes-Behandlung möglichst entspannt und eigenverantwortlich zu Hause gelingen kann. Dadurch können krankheitsbedingte Herausforderungen reduziert und die Lebensqualität verbessert werden. Ziel ist die bestmögliche Berücksichtigung individueller Belange, sodass jeder Teilnehmer profitieren kann. Sie haben die Gelegenheit, Fragen zu stellen und Ihre Themen einzubringen. Dafür sind moderne Diabetes-Berater bestens geschult. Nutzen Sie die Schulungszeit und trauen Sie sich, Fragen zu stellen.

Da Diabetes-Berater zum Diabetes-Team gehören und für Sie von immenser Wichtigkeit sind, kann es sich lohnen, Schulungen auf den Prüfstand zu stellen und sich gegebenenfalls andere anzusehen, falls Sie auf schwarze Schafe in Sachen Einfühlungsvermögen stoßen oder auch einfach nur nähere zum Wohnort finden sollten.

Darum geht es in guten Trainings

Grundsätzlich sind Diabetes-Schulungen auf den jeweiligen Diabetes-Typ abgestimmt. Zunächst wird Grundwissen über die Erkrankung vermittelt. Dabei erfahren Sie, wie sie entstanden ist, welche modernen Behandlungsmethoden es gibt und Näheres zu Begleit- und Folgeerkrankungen. Neben Informationen zum besseren Zurechtkommen mit der Erkrankung im Alltag sind Besprechungen der individuellen Therapie und der Austausch mit anderen Diabetes-Betroffenen wichtige Bestandteile. Weitere zentrale Themen sind Ernährung und Bewegung sowie Tipps, mit deren Hilfe Sie selbst den Blutzucker positiv beeinflussen können. In modernen Schulungen werden Sie dabei bestmöglich beraten und unterstützt.

Der Erfahrungsaustausch mit anderen Betroffenen kann sehr hilfreich sein und guttun. Sie können mit Tipps und Tricks voneinander profitieren. Besonders, wenn selbstabwertende Gedanken und Selbstzweifel auftauchen. Austausch hilft, sich aus negativen Gedankenspiralen zu befreien, und relativiert eigene Erfahrungen, weil Sie merken, dass es anderen ähnlich ergeht.

Fest steht: Teilnehmende von Schulungen haben meist bessere Blutzuckerwerte, sind motivierter und sicherer im Umgang mit der Erkrankung, wissen mit Notfällen umzugehen, berichten von höherer Lebensqualität und sind weniger anfällig für Ängste und Depressionen – außerdem haben sie eine bessere Diabetes-Akzeptanz.

Diabetes-Therapie wird individuell …

Generell ist heute in der Diabetologie ein Trend zur Individualisierung zu beobachten. Menschen haben unterschiedliche Tagesverläufe und reagieren verschieden auf relevante Parameter. Ob es die Ernährungsweise, den Weg zur Gewichtsabnahme, die passende Bewegungsart, die Wahl der Medikamente, technische Hilfsmittel oder den Beginn einer Insulinbehandlung betrifft – es gibt kein starres Vorgehen mehr, das für alle Patienten gleichermaßen empfohlen wird. Der Fokus richtet sich zunehmend auf Ihre persönlichen Wünsche und Bedürfnisse. **Es gibt dabei nicht den einen Weg mit Diabetes – es gibt nur Ihren.** Es ist für die Diabetes-Behandlung dauerhaft am erfolgversprechendsten, sich auf das zu konzentrieren, das Sie sich am ehesten vorstellen können und das Sie gerne ausprobieren möchten – und für sich festzustellen, was momentan nicht für Sie infrage kommt. Sie stehen im Mittelpunkt.

... und modern!

Die Entwicklung der modernen Diabetologie der letzten Jahre ist beeindruckend und hält erfreulicherweise mehr und mehr Einzug in Arzt- und Diabetes-Praxen. Zu den Meilensteinen gehören zweifelsohne folgende technische Errungenschaften:

- **Dauerhafte Glukosemesssysteme**
  Auch CGMs genannt. Diese speziellen, mittlerweile winzigen Sensoren werden auf dem Oberarm oder Bauch getragen und sind mittlerweile bei Typ-1-Diabetes nicht mehr wegzudenken. Und auch bei Typ 2 sind sie empfehlenswert und finden immer mehr Anklang. Zu Recht, denn sie machen das Leben mit Diabetes um einiges einfacher und verbessern nachweislich die Stoffwechseleinstellung. Ihre große Stärke: Sie machen bisher Unsichtbares sichtbar und stärken dadurch die Behandlungsmotivation. «Mit dem Sensor habe ich erst gesehen, wie das Ganze funktioniert», höre ich immer wieder. Der gesamte Tagesverlauf des Blutzuckers wird erkennbar, genauso wie mögliche nächtliche Unterzuckerungen, die bis dahin unbemerkt geblieben sind. Betroffene können mithilfe des CGM viel besser auf

ihre Werte reagieren. Etwas selbst beeinflussen zu können, stärkt die Psyche, denn Menschen streben danach, Dinge selbst in die Hand zu nehmen.

- **Automatische Insulindosierung**
  Sogenannte AID-Systeme, die sich rasant weiterentwickeln. Mittlerweile nähern sie sich immer mehr der natürlichen Funktion der Bauchspeicheldrüse, nehmen Diabetes-Erkrankten viele Therapieentscheidungen im Alltag ab und reduzieren Blutzuckerschwankungen. Lediglich die Mahlzeiten müssen zusätzlich eingegeben werden, wobei die lernfähigen Insulinpumpen immer besser in der Lage sind, Insulinabgaben selbstständig zu steuern und vergessene Snacks zu korrigieren. Wichtig zu wissen: Auch bei diesem System sind ein nicht unbeträchtlicher Zeitaufwand und spezielle Sorgfalt erforderlich. Dafür bietet es im Gegenzug eine bessere Stoffwechseleinstellung.
- **Insuline, die immer länger und gezielter wirken und immer wirksamere Medikamente bei Typ-2-Diabetes**
  Beide vereinfachen den Alltag enorm, da weniger Injektionen notwendig sind und ein besseres Outcome erzielt werden kann.

Sprechen Sie Ihr Diabetes-Team auf die neue Diabetes-Technologie und auf die modernen Medikamente an und lassen Sie sich für Sie infrage Kommendes zeigen.

Internet und soziale Medien

Die Nutzung des Internets hat viel Anziehendes, ist mittlerweile allgegenwärtig und birgt (neben einigen Risiken) viele Vorteile. Es existieren mittlerweile zahlreiche Informationsportale rund um Diabetes, die Vorträge und Podcasts anbieten. Besonders viele Angebote gibt es am 14. November, dem Weltdiabetestag (Links zu Anbietern finden Sie im Anhang). In zahlreichen Online-Foren finden Sie Informationen und Austausch zur Diabetes-Behandlung. Denn es gibt immer etwas dazuzulernen. Die Bandbreite an Angeboten ist vielfältig und reicht von neuesten Behandlungsmethoden und Medikamenten bis hin zu Tipps und Tricks für die Selbstbehandlung im Alltag. Besonderheit der sozialen Netzwerke ist der Austausch von Betroffenen. Hier ist es auch möglich, sich anonym auszutauschen. «Austausch macht einfach Spaß», sagte kürzlich wieder eine Patientin.

Auch in Selbsthilfegruppen, Diabetes-Vereinen und Diabetes-Zeitschriften gibt es die Möglichkeit, sich zu informieren und mit anderen Betroffenen auszutauschen. Hilfreich können außerdem diabetesbezogene Apps und sogenannte «Apps auf Rezept», (auch digitale Gesundheitsanwendung oder DiGA genannt) sein.

In den sozialen Netzwerken findet man immer mehr Betroffene, die von ihren eigenen Erfahrungen berichten, von ihrem Alltag mit Diabetes, neuen Therapiemethoden bis hin zu Rezept- und Medikamentenideen. Machen Sie sich aber bewusst, dass gezeigte Bilder und Geschichten nicht immer der Realität entsprechen. Und dass die Informationen, die dort vermittelt werden, nicht immer nach dem neuesten medizinischen Stand der Wissenschaft ausgewählt sind. Der Schwerpunkt der Storys, Posts und Reels liegt überwiegend auf Typ-1-Diabetes, zunehmend rückt aber auch Typ-2-Diabetes in den Fokus der Öffentlichkeit.

Ob Instagram, Facebook oder Google, für unsere seelische Gesundheit ist wichtig, auf eine bewusste Mediennutzung zu achten und nicht zu viel Zeit im Internet zu verbringen, denn den echten Kontakt mit Menschen ersetzen sie alle nicht. Aber sie sind als Ergänzung empfehlenswert. Wie überall im Leben sind Eigenverantwortung und ein gutes Urteilsvermögen gefragt, wie Informationen bewertet werden. Nicht alles ist für jeden Diabetes-Betroffenen umsetzbar und hilfreich.

Selbsthilfe-Tipps

- Wenn Sie schon länger nicht mehr bei einer Schulung oder Beratung waren, melden Sie sich zu einer Auffrischung oder Vertiefung in Ihrer Diabetes-Praxis an.
- Wissen kann man nie genug haben! Egal wie versiert Sie in der Diabetes-Behandlung bereits sind, es gibt immer etwas dazuzulernen. Je mehr Wissen Sie haben, desto besser.
- Wenn Sie ein Smartphone haben und es gerne und häufig verwenden: Nutzen Sie es doch auch für Ihre Diabetes-Therapie, wie es beispielsweise bei modernen Glukosemessgeräten möglich ist.
- Testen Sie eines der vielen Angebote zu Diabetes-Communitys im Internet. Sie vermitteln ein Gemeinschaftsgefühl und die Bestärkung, mit der Erkrankung nicht alleine zu sein. Lassen Sie sich von erfahreneren Betroffenen Möglichkeiten zeigen, die für Sie passen könnten.
- Seien Sie neugierig auf neueste technische Errungenschaften und lassen sich diese in Ihrer Diabetes-Beratung zeigen. Es wird künftig viel Neues kommen: Einige bahnbrechende Entwicklungen sind derzeit in der Pipeline.

Freuen Sie sich auf kommende Neuerungen und Verbesserungen bei Insulinen, Glukosemessgeräten, Insulinabgabesystemen und digitalen Gesundheitsangeboten.

Selbst-Check
Wissen

Was denken Sie: Sind Sie für die Diabetes-Erkrankung im Alltag gut mit Informationen gerüstet?

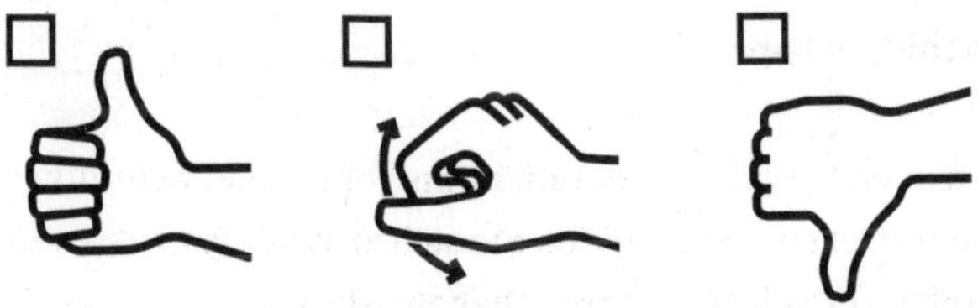

Wie stehen Sie zum Thema Schulungen, und wie sind Ihre Erfahrungen diesbezüglich?

Sind Sie schon im Internet aktiv? Falls ja, zu welchen Themen holen Sie sich Informationen und auf welchen Plattformen?

KAPITEL 9: Ihr Diabetes-Team richtig besetzen – von Diabetologen, Diabetes-Beratern und Diabetes-Psychologen

Eine nicht zu unterschätzende Ressource sind die Menschen, die Ihren Diabetes behandeln: das Diabetes-Team (oder Behandlungsteam).

Es besteht bei Typ 2 in erster Linie aus dem Hausarzt / der Hausärztin, während Menschen mit Typ 1 häufig von Diabetologen und Diabetes-Beratern, oft zusammen mit Ernährungsberatern, in diabetologischen Schwerpunktpraxen oder Klinikambulanzen behandelt werden.

Im Folgenden werden Diabetes-Team und Behandlungsteam synonym verwendet.

Wie steht es um Ihre Zufriedenheit mit Ihrem Diabetes-Team:

- Gehen Sie gerne dorthin?
- Sind Sie damit zufrieden, wie Sie dort behandelt und medizinisch betreut werden?
- Gibt es dort Zeit für Sie und Ihre persönlichen Anliegen (und nicht nur für Ihre Werte)?
- Fühlen Sie sich mit Ihren Anliegen ernst genommen und trauen Sie sich, alle Fragen zu stellen, die Ihnen durch den Kopf gehen und die Sie sich vorgenommen haben zu stellen?
- Wird Ihnen moderne Diabetes-Technologie angeboten?

Ihr Diabetes-Team ist enorm wichtig für den Erfolg der Behandlung. Sie sollten sich an diesem Ort wohl- und auch wertgeschätzt fühlen. Denn Sie gehen nicht zum Beichten dorthin, und Sie sitzen auch nicht auf der Anklagebank. Sie müssen sich auch nicht für einen erhöhten Langzeitwert oder schwankende Blutzuckerwerte rechtfertigen. Es geht dort stattdessen um eine gemeinsame, sachliche Auswertung und Analyse Ihrer Daten und Informationen, optimalerweise in einer konstruktiven und unterstützenden Atmosphäre. Gemeinsames Ziel sollte sein herauszufinden, welche Faktoren Ihren Blutzucker beeinflussen, und daraus schlussfolgernd die bestmögliche Unterstützung und Therapie für Sie zu finden. Das erfordert hin und wieder Anpassungen und manchmal auch eine Änderung der Therapie. Das gehört dazu.

Sie sollten vor Ihrem Diabetes-Team:

... alles ansprechen können, was Sie beschäftigt,

... nicht das Gefühl haben, beurteilt zu werden,

... das Gefühl haben, dass es an Ihrer Seite ist,

... sich ernst genommen fühlen.

Patienten berichten immer wieder, dass in der Routinebehandlung oft das ins Visier genommen wird, was gerade nicht gut läuft oder vom Patienten nicht «auftragskonform» erledigt wurde. Der Fokus wird dabei manchmal zu wenig auf Erfolge und zu viel auf Nichterreichtes gelegt.

Tatsache ist aber auch: Die Zeit in Arztpraxen ist oft knapp. Diese Tatsache kann Behandler schon mal dazu verführen, Patienten zu Therapieoptionen zu überreden, zu denen sie noch nicht bereit sind oder die sie gar nicht haben möchten – Empathie ist dann Mangelware. Manchmal berichten Patienten auch, dass sie von Behandlern ermahnt werden und sie sich dort getadelt fühlen. Das sollte zwar nicht passieren, kommt aber in der Praxishektik leider manchmal vor.

Wie können Sie sich in diesen Situationen verhalten? Werden Sie sich bewusst, wie Sie die Beratung gerade erleben.

Fragen Sie sich, wozu Sie wirklich bereit sind, womit Sie einverstanden sind und womit nicht. Haben Sie Mut und bringen Sie diese Erkenntnis ganz konkret zum Ausdruck.

Sie dürfen in Ihrer Praxis Therapieoptionen auch ablehnen. Lassen Sie sich nicht zu etwas überreden, wenn Sie damit nicht einverstanden sind oder es für Sie nicht nachvollziehbar ist.

Mut zum Nein ist nicht nur erlaubt, sondern von Behandlern ausdrücklich erwünscht.

Optimal ist es, wenn Sie in den Beratungsgesprächen ermutigt werden und nützliche, auf Sie zugeschnittene Ideen erhalten, die Sie in Ihrem Alltag gut umsetzen können.

Bleiben oder gehen?

Unzufriedenheit mit dem Behandlungsteam kommt häufiger vor, als man denkt, und ist wirklich kein Grund, sich zu schämen. Im Gegenteil. Es zeugt davon, dass Sie Ihre Eindrücke und Bedürfnisse ernst nehmen.

Wenn Sie mit Ihrer Behandlung unzufrieden sein sollten, sprechen Sie am besten zunächst mit vertrauten Menschen darüber, um Ihrem Ärger Luft zu machen, denn hochkochende Emotionen trüben den Blick aufs Wesentliche. Sie halten uns von logischen Gedankengängen ab und verführen uns zu unüberlegten Handlungen. Sprechen Sie danach mit Ihrem Diabetes-Team, um gemeinsam zu überlegen, woher die Unzufriedenheit stammt und was geändert werden kann. Manche Dinge sind veränderbar, andere wiederum nicht.

Die Gründe für Unzufriedenheit sind vielfältig und reichen vom Wunsch nach allerneuester Technik (über die nicht jede Arztpraxis verfügt) bis hin zum allgemeinen Umgang mit Patienten. Manchmal fühlen sich Behandler auch überfordert, wenn Patienten mehr über automatisierte Systeme zur Insulindosierung (AID-Systeme) und Do-it-yourself-Geräte (DIY-Loop-Systeme) wissen als sie selbst. In der sich rasant entwickelnden Diabetes-Technologie ist es kaum möglich, alle Geräte und Systeme genauestens zu kennen. Eine Überweisung in ein anderes Behandlungsteam ist dann sinnvoll.

Ein offenes Gespräch ist immer auch im Sinne der Behandler, die Sie grundsätzlich als Patient behalten möchten. Rückmeldungen und Veränderungswünschen gegenüber sind sie erfahrungsgemäß oft aufgeschlossener, als man denkt. Es wäre deshalb schade, wenn diese Möglichkeit nicht genutzt wird, um das herauszufinden. Es steht Ihnen grundsätzlich zu, sich eine zweite Meinung bei einem anderen Diabetologen einzuholen. Wenn aber alle Bemühungen nicht fruchten, kann ein Teamwechsel sinnvoll sein, um neue Impulse und Ideen zu bekommen.

Es geht darum, in Ihrem Diabetes-Team gute und verständnisvolle Begleiter zu haben, die Ihre Bedürfnisse wahrnehmen und Sie ernst nehmen. Nicht mehr und nicht weniger.

Diabetologen

Diabetologen sind Ärzte mit Zusatzausbildung, die sich auf die Behandlung von Diabetes spezialisiert haben. Es gibt in Deutschland über 1000 diabetologische Schwerpunktpraxen.

Wann zum Hausarzt und wann zum Diabetologen? Nicht jeder Diabetes kann und muss bei einem Diabetologen betreut werden.

Typ-1-Diabetes wird meist beim Diabetologen behandelt und

nur ausnahmsweise beim Hausarzt. Bei Diabetes Typ 2 ist das andersherum. Die Betreuung erfolgt überwiegend beim Hausarzt. Sie können dort besprechen, ob eine Vorstellung beim Diabetologen sinnvoll sein kann. Das bedeutet nicht, dass Sie für immer beim Diabetologen bleiben müssen; wenn möglich werden Sie im Anschluss wieder in der Hausarztpraxis weiterbetreut.

Wichtig ist, regelmäßige Kontrolltermine bei Diabetologen beziehungsweise Hausärzten wahrzunehmen. Auch Besuche bei anderen Fachärzten gehören dazu, wie zum Beispiel dem Augenarzt, um Komplikationen und Folgeerkrankungen am Auge gut im Blick zu haben. Hierfür können Sie die Eintragungen im Gesundheitspass Diabetes nutzen.

Gehen Sie selbstbewusst zu ärztlichen Terminen und vertreten Ihre Sichtweise. Sie bringen wichtige Expertise in die Arzttermine ein, denn nur Sie können beurteilen, welche Strategien bislang erfolgreich gewesen sind und welche nicht, welche Bedingungen zu berücksichtigen sind und was am ehesten für Sie machbar ist. Die Zeiten, als Ärzte die Halbgötter in Weiß waren, sind zum Glück vorbei, und die neue Ärztegeneration wird patientenorientierter ausgebildet. Sie nehmen ihre Patienten viel mehr auf Augenhöhe wahr.

Sie sind der Experte für Ihr Leben und eigenverantwortlich für die Therapieentscheidungen im Alltag zuständig. Diabetologen und Diabetes-Berater sind Experten für den Diabetes – und begleiten Sie als wesentliche Stütze in Ihrer Selbstständigkeit. Gemeinsam treffen Sie deshalb Entscheidungen über Behandlungsstrategien und wägen Wirkungen und Risiken gegeneinander ab. Der verstärkte Einbezug der Patienten wird «partizipative Entscheidungsfindung» genannt und ist mittlerweile gängige Praxis.

Extra-Tipp: Vorbereitung ist das halbe Gespräch. Ein Arztgespräch dauert heute in etwa so lange wie ein Song im Radio. Das sind nur wenige Minuten, die Ihnen zur Verfügung stehen. Gerade deshalb macht eine gute Vorbereitung auf die oft zeitlich knapp gehaltenen Gespräche besonders Sinn. Bereiten Sie sich gut darauf vor, um die Beratungszeit optimal für sich zu nutzen.

Was möchten Sie fragen und über welche Themen möchten Sie sprechen? Machen Sie sich Notizen und bringen Sie diese zur Sprechstunde mit, als Gedächtnisstütze und als Agenda, vor allem wenn es viel zu besprechen gibt. So wird nichts vergessen.

Diabetes-Berater DDG

Wussten Sie, dass gute Diabetes-Berater aufgrund ihrer hervorragenden Weiterbildung und ihres profunden Wissens mittlerweile oft den Großteil der diabetologischen Betreuung übernehmen können? Sie sind kompetente Ansprechpartner in allen Diabetes-Dingen und verfügen heute über ein breit gefächertes und detailliertes Wissen. In der Weiterbildung zum Diabetes-Berater erwerben sie ein umfassendes Know-how aus Medizin, Diabetologie, Ernährungswissen und allen relevanten psychosozialen Themen wie Motivation und diabetesbezogenen psychischen Erkrankungen. Da «Diabetes-Berater DDG» eine Weiterbildung ist, verfügen alle Teilnehmenden über eine qualifizierte Ausbildung im medizinischen oder pflegerischen Bereich.

Psychologische Unterstützung als Baustein in der Diabetes-Behandlung

Fachpsychologen Diabetes DDG und auch speziell qualifizierte Psychotherapeuten sind leider selten, bereichern aber mehr und mehr die Diabetes-Teams. Mehr dazu in Kapitel 12.

Denken Sie an eine Bergwanderung

Je kürzer eine Erkrankung andauert, desto stärker treffen andere Menschen für uns Entscheidungen und desto weniger wird von uns erwartet, selbst aktiv zu werden. Das gilt so lange, bis die akute Erkrankung vorüber ist. Bei einer chronischen Erkrankung wie Diabetes sind jedoch Sie als Gesundheitsmanager gefragt. Je länger eine Erkrankung dauert, desto mehr sind Betroffene für die Behandlung verantwortlich.

Das Diabetes-Team hat eine beratende beziehungsweise begleitende Funktion, vergleichbar mit dem Bild einer Wanderung in den Bergen. An manchen Stellen des Wanderweges (meist in regelmäßigen, manchmal in unregelmäßigen Abständen) treffen Sie sich mit Ihrem Diabetes-Team, das auf Sie wartet. Dort besprechen Sie, ob noch genügend Proviant vorhanden ist, ob das Tempo der Wanderung Ihrem persönlichen entspricht und ob Route und Ziel noch stimmen. Sie können die Ausrüstung ergänzen und bekommen wichtige Informationen für die weitere Strecke. Nach diesen kurzen Treffen setzen Sie Ihre Wanderung fort.

Wie in diesem Bild unterstützt Sie Ihr Diabetes-Team auf Ihrem Weg, den Diabetes im Alltag gut und eigenverantwortlich zu behandeln. Der Hauptakteur dieser Bildergeschichte sind und bleiben aber Sie.

Selbst-Check
Ihr Diabetes-Team

Worauf legen Sie besonders viel Wert? Ergänzen Sie.

Auf Augenhöhe gesehen werden
Nach der eigenen Meinung gefragt werden
Mitfühlende, wertschätzende und freundliche Atmosphäre
Miteinbezogen werden bei Therapieentscheidungen
Unkompliziertes Terminmanagement / Flexibilität

....
....
....
....
....
....
....

Was sind für Sie die größten Herausforderungen in der Behandlung Ihres Diabetes und auch bei Ihrem Diabetes-Team?

....
....
....
....
....
....

KAPITEL 10: «Diabetes Typ F» – Familie und Freunde als Belastungspuffer

Gute Beziehungen helfen, gemeinsam durch die Höhen und Tiefen des Lebens zu kommen. Bei Diabetes ist die Unterstützung durch Familie und Freunde eine unterschätzte Ressourcenquelle im Alltag.

In der letzten Zeit findet sich vermehrt die Bezeichnung **«Typ-F-Diabetes»**. Dabei handelt es sich nicht um einen Diabetes-Typ, sondern um das persönliche Umfeld der Diabetes-Betroffenen, hauptsächlich um **F**amilie und **F**reunde, aber auch um Bekannte und Arbeitskollegen. All diejenigen eben, die auch mit Diabetes in Berührung kommen. Sie alle haben Typ-F-Diabetes, denn ihr Alltag wird ebenfalls von der Erkrankung mit beeinflusst.

Aus vielen Studien ist bekannt: Diabetes-Betroffene kommen mit ihrer Erkrankung weniger gut zurecht und haben eine schlechtere Stoffwechseleinstellung, wenn wenig soziale Unterstützung vorhanden ist.

Und auch umgekehrt gilt: Je mehr soziale Unterstützung erlebt wird, desto besser kommen Diabetes-Betroffene im Alltag mit ihrer Erkrankung zurecht und desto stabiler ist die seelische Balance. Auch Lebensqualität und Wohlbefinden steigen nachweislich.

Verständnis, Unterstützung und Mitgefühl bekommen wir idealerweise vom engeren Umfeld. Meist handelt es sich um wenige (oft nur ein oder zwei) persönliche «Unterstützungs-Buddys» in Ihrem nahen Umfeld, die Ihnen am hilfreichsten zur Seite stehen. Häufig sind das Familienangehörige, mit denen Sie zusammenleben, aber nicht nur. Diese Menschen müssen nicht selbst Diabetes haben, sondern eine feinfühlige und unterstützende Art und Weise besitzen, Ihnen beizustehen: bei hohen, niedrigen oder schwankenden Blutzuckerwerten, bei gemeinsamer Freude, wenn Werte im Zielbereich liegen und es Ihnen gut geht. Es wird als wohltuend erlebt, wenn Betroffene sich nicht nur praktisch, bei Begleitung von Arztterminen oder Krankenhausaufenthalten, sondern auch emotional unterstützt fühlen – ein zentraler Puffer für diabetesbezogene Belastungen.

Was Menschen mit Diabetes am meisten hilft: einen Gesprächspartner zu haben, der zuhört und Verständnis für die aktuelle Situation äußert, der sie ernst nimmt und sie nicht vorschnell oder pauschal für hohe Werte verantwortlich macht.

Gemeinsam sind Sie stark: Mit Unterstützung von Freunden, Familie und Gleichgesinnten ist alles viel leichter.

Wer sich als Einzelkämpfer um den Diabetes kümmert, dem wird schneller die Puste ausgehen. Bei hohen Werten oder wilden Blutzucker-Achterbahnfahrten kann man schneller auf die Idee kommen, alleine mit dieser Problematik zu sein. Im Austausch mit engen Familienangehörigen oder guten Freunden kann diese Überzeugung meist schnell revidiert werden. Dasselbe gilt für überzogene Erwartungen an Therapieziele.

Menschen mit Diabetes wünschen sich häufig mehr Unterstützung – und verdienen sie auch! Kein Diabetes-Betroffener sollte alleine mit der Erkrankung zurechtkommen müssen.

Vor allem Typ-1-Betroffene suchen den Kontakt mit anderen «Typ-1ern», um sich über Insuline, Insulinpumpen und automatische Insulinpumpensysteme austauschen zu können, denn im näheren Umfeld finden sie oft keine passenden Ansprechpartner. Diese Beziehungen zeichnen sich durch ein tiefes gegenseitiges Verständnis füreinander aus, denn das gleiche Schicksal verbindet. Es entsteht eine Nähe, die zusammenschweißt, weil ein ähnlicher Alltag mit ähnlichen Herausforderungen geteilt wird. Das tröstet und kann eine gute Basis sein – nicht selten entwickeln sich Freundschaften fürs Leben.

Familie im Wandel. Die Wahrnehmung und die Unterstützung durch Familie und Freunde haben sich in den letzten Jahren spürbar gewandelt. Eltern und Angehörige sind heute insgesamt viel besser in die Selbstbehandlung involviert und geschulter als früher. Sie informieren sich im Internet, lesen Ratgeber und suchen Kontakt mit anderen Angehörigen, um sich auszutauschen, insbesondere Eltern mit einem diabeteskranken Kind. Es ist für Angehörige beruhigend zu wissen, wie mit als bedrohlich empfundenen Situationen umzugehen ist und wie Diabetes-Betroffene im Alltag gut unterstützt werden können. Das gibt der ganzen Familie Sicherheit, denn im Bedarfsfall weiß sie, was zu tun ist.

Viele Angehörige fühlen sich aber nach wie vor im ärztlichen Kontext zu wenig einbezogen. Sie möchten helfen, wissen aber oft nicht, wie, und wünschen sich die Chance, mehr über den menschlichen Stoffwechsel, über Bewegung und Ernährung zu lernen. In manchen Schulungen werden Lebenspartner und Angehörige explizit mit eingeladen. Aber auch in Einzelberatungen sind Angehörige in der Regel sehr willkommen, denn vier Ohren hören mehr als zwei. Nehmen Sie Bezugspersonen oder enge Vertraute gerne nach Möglichkeit in Ihre Praxis mit.

Erkrankungen und Krisen können Menschen zusammenschweißen. Die Bewältigung des Diabetes kann in einer Familie auch zu vielen positiven Veränderungen führen, indem Familienmitglieder enger zusammenwachsen und der Gemeinschaftssinn gestärkt wird. Oder indem von der gesamten Familie auf einen gesünderen Lebensstil geachtet wird. Das kommt allen Familienmitgliedern zugute.

Tipps für mehr Unterstützung

Erzählen Sie Ihren Angehörigen, wenn Sie Unterstützung haben möchten und auch, wie sie Ihnen helfen können. Manche Angehörige sind verunsichert, denn sie wissen nicht so recht, was sie genau machen sollen und halten sich im Zweifel lieber zurück. Vielen Menschen aus Ihrem näheren Umfeld ist zudem nicht klar, wie herausfordernd die Erkrankung für Sie oftmals ist.

Wenn Sie alleine leben, sich isoliert fühlen oder aus unterschiedlichen Gründen mit wenig Unterstützung Ihrer Angehörigen rechnen können: Gibt es Nachbarn, Bekannte oder entferntere Verwandte, die Sie kontaktieren und um Hilfe bitten könnten? Gibt es Selbsthilfegruppen in Ihrer Nähe oder die Möglichkeit, Ihr Diabetes-Team zu involvieren?

Reflektieren Sie stets auch Ihr eigenes Verhalten. Unsere Einstellungen und unsere Überzeugungen tragen dazu bei, wie wir anderen Menschen begegnen. Das passiert überwiegend unbewusst. Die Qualität der Beziehungen verbessert sich erheblich, wenn wir Dankbarkeit und Wertschätzung zeigen. Haben Sie anderen Menschen für vergangene Hilfeleistungen und ihr Mitgefühl gedankt oder diese wertgeschätzt? Manchmal reicht eine kleine Nachricht wie «Danke, dass du immer für mich da bist».

Und manchmal versuchen Familienmitglieder zu helfen, tun dies aber auf unglückliche oder ungeschickte Art und Weise. Versuchen Sie, die gut gemeinten Absichten dahinter zu erkennen, und sprechen Sie sie an.

Selbst-Check
«Diabetes Typ F»

Geben Ihnen Freunde und Familie die Unterstützung, die Sie gerne hätten?

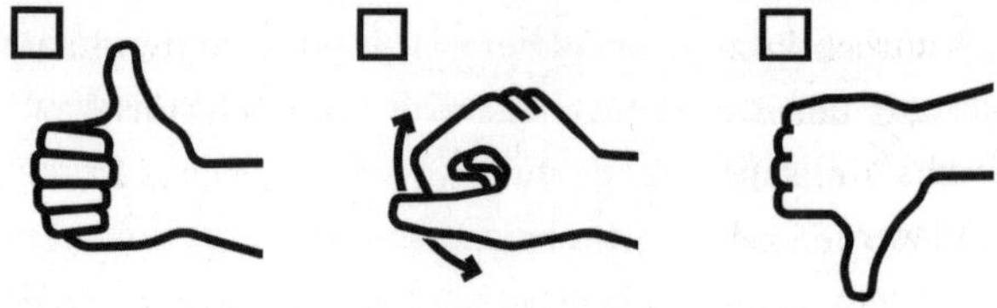

Welche Menschen geben Ihnen momentan Kraft, und mit wem können Sie über den Diabetes sprechen?

Wie beziehungsweise wodurch helfen Ihnen diese Personen?

KAPITEL 11: Die Psyche stärken. Resilienz, Ressourcen und was Menschen mit Diabetes stark macht

Faszinierend ist: Während manche Menschen weniger gut mit Diabetes zurechtkommen und darunter leiden, kommen andere im Alltag gut damit klar und scheinen sogar noch stärker zu werden. Solche Menschen haben ein gutes «psychisches Immunsystem» und werden als resilient bezeichnet.

Resilienz: Was ist das?

Seit einigen Jahren liest man immer häufiger von Resilienz, zunehmend auch in Diabetes-Zeitschriften und Internetbeiträgen. Es handelt sich bei Resilienz um die Fähigkeit, stressvollen Ereignissen im Leben durch psychische Widerstandskraft gut zu begegnen und nach Rückschlägen und Misserfolgen schnell wieder in die alte Verfassung zu finden. Es ist nicht nur einfach eine Fähigkeit, sondern geradezu ein mächtiges Tool, das in keinem «emotionalen Werkzeugkasten» von Menschen mit Diabetes fehlen sollte.

Resilienz beschäftigt sich mit der Frage, wie Diabetes-Betroffene gut mit der Erkrankung leben können und wie sie seelisch gesund bleiben, auch wenn der Alltag manchmal turbulent ist. Vergleichbar ist Resilienz bildlich mit einem Regenschirm, der Belastungen und Sorgen ableitet und so die Psyche schützt. Ein Schutzmechanismus, der belastbarer und zufriedener macht, optimistisch nach vorne blicken und kreative Lösungen finden lässt. Und Umstände akzeptieren hilft, die im Leben nicht veränderbar sind. Es geht nicht darum, Hürden zu verhindern, sondern sie besser zu meistern.

Resiliente Menschen lassen sich von Rückschlägen nicht so schnell aus der Bahn werfen, sondern kommen rascher wieder auf die Beine. Sie können besser mit Misserfolgen umgehen und Belastungen standhalten. All das ist auch bei Diabetes nützlich.

Kann man Resilienz lernen?

Ja, Resilienz lässt sich wie ein Muskel trainieren.

Manche Menschen kommen seelisch robuster auf die Welt als andere. Bereits Neugeborene reagieren völlig unterschiedlich auf Umweltreize und Trubel. Manche werden unruhig und schreien, während andere unbeeindruckt vom Geschehen ein Nickerchen machen. Ein Teil der Resilienz scheint angeboren zu sein. Als Faustregel wird angenommen: Ein Drittel der seelischen Konstitution wird von der strukturellen Grundveranlagung eines Menschen, seiner Persönlichkeit, bestimmt. Der viel größere Teil basiert allerdings auf Erfahrungen im Leben, mit belastenden Dingen umzugehen. Diese münden in die individuelle Einstellung, die sich trainieren lässt.

Im Laufe des Lebens kann sich durch verschiedene Einflüsse ändern, wie resilient wir sind. Es gibt Momente, in denen wir widerstandsfähiger sind, und solche, in denen es schwerer fällt, mit Belastungen umzugehen.

Die gute Nachricht ist also: **Der weitaus größere Einflussbereich der Resilienz ist veränderbar und trainierbar.** Auch mit einer ungünstigen Veranlagung haben Sie immer die Möglichkeit, Ihr Leben positiv zu beeinflussen und zu gestalten. Resilienz zu stärken, ist das Herzstück Ihres seelischen Wohlbefindens.

Selbst-Check
Resilienz

Was würden Sie sagen, wie resilient sind Sie im Moment gegenüber alltäglichen Herausforderungen oder Konflikten?

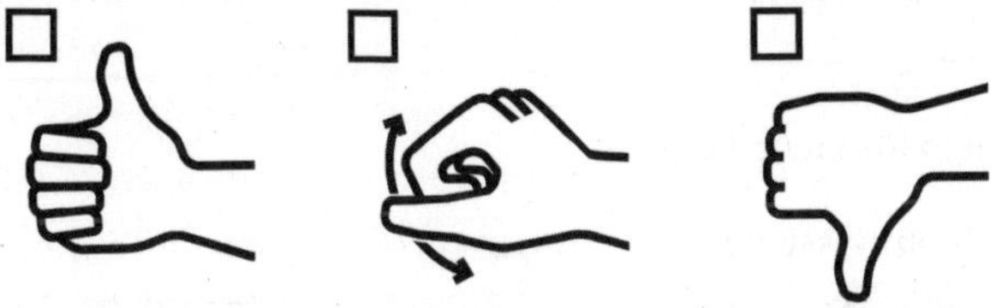

Ressourcen als Kraftquellen

Während Resilienz das Ziel ist, das es zu erreichen gilt, sind Ressourcen (auch als Stärken oder Kraftquellen bezeichnet) Unterstützer auf dem Weg dorthin. Ressourcen sind: alles, was guttut, Dinge, die Sie gut können, die Spaß machen und hilfreich für Sie sind. Gerade in Zeiten, in denen es nicht so gut läuft, sorgen diese für einen positiven Ausgleich. Wenn Blutzuckerwerte aus unerfindlichen Gründen schwanken, Nächte kaum Erholungswert haben und Sie zweifeln, ob Sie das jemals hinbekommen werden – gerade dann macht es Sinn, sich auf die Suche nach den eigenen Kraftquellen zu machen und sie gezielt zu nutzen.

Merke: Ressourcen sind Gegenspieler von Problemen. Sie helfen, mit Belastungen umzugehen.

Früher lag der Fokus in der Diabetologie auf medizinischen Aspekten und Dingen, die nicht gut liefen. Eine problemorientierte Betrachtungsweise war üblich. Inzwischen ist bekannt, dass der Blick auf das Positive wichtig für eine erfolgreiche Behandlung ist. Damit beschäftigt sich unter anderem die Diabetes-Psychologie.

Es gibt unendlich viele, individuell verschiedene Ressourcen, die grob in innere und äußere Ressourcen eingeteilt werden. Zu den äußeren zählen Freunde, Familie, wohlgesonnene Arbeitskollegen, Gleichgesinnte aus der Diabetes-Community, ein erfüllender Job, finanzielle Sicherheit, ein toller Urlaub, Glücksmomente auf der Parkbank oder an einem anderen Lieblingsplatz und vieles mehr.

Zu den inneren Kraftquellen gehören: die Art und Weise, mit Problemen umzugehen, Ideenreichtum, Humor, Zuversicht, Optimismus, aber auch Hobbys, Interessen, Naturverbundenheit, Spiritualität und vieles mehr.

Alles, was für Sie bedeutsam ist, kann zur Ressource werden und Ihnen helfen, seelisch gesund zu bleiben. Je mehr davon vorhanden ist, desto besser können Krafträuber ausgeglichen werden.

Faszinierend ist: Manchmal zeigen sich Kraftspender erst, wenn man sich in einer belastenden Situation befindet. Dann können sprichwörtlich Türen aufgehen, die bis dato für verschlossen gehalten wurden.

Ressourcen im Diabetes-Alltag entdecken

Der Blick auf **vergangene** Erfolgserlebnisse kann Kraftquellen zum Vorschein bringen, was in der Psychologie auch «Ressourcenaktivierung» genannt wird. Vielleicht haben Sie schon die

Erfahrung gemacht, einen erhöhten Langzeitblutzuckerwert durch eigenes Zutun zu senken. Angenommen, Sie hatten eine Phase mit höheren HbA1c-Werten. Versetzen Sie sich gedanklich in die **damalige** Lage:

- Können Sie sich daran erinnern, was Ihnen geholfen hat, diese Werte zu senken?
- Gab es Menschen, die an Sie geglaubt haben, oder bestimmte Essgewohnheiten, die hilfreich waren?
- Haben Sie ein bestimmtes Buch oder einen Artikel gelesen, das / der Sie inspiriert hat?

Auch den Fokus auf **gegenwärtige** Kraftquellen zu richten, kann hilfreich sein. Werden Sie sich dieser bewusst:

- Welche Umstände oder Menschen sind im Augenblick für Sie eine wertvolle Hilfe?
- Haben Sie vielleicht eine zupackende und positive Einstellung dem Leben gegenüber, die Ihnen bislang schon oft geholfen hat?
- Gibt es ein Hobby, das Sie aus jeder trüben Stunde zurück ins Licht finden lässt?

Die Drei-Stärken-Übung

Schauen Sie doch einmal auf Ihre persönlichen Ressourcen, denn es sind mit Sicherheit viele vorhanden. Denken Sie jetzt bitte an all Ihre Stärken: Schreiben Sie alle Stärken auf ein Blatt Papier, die Ihnen einfallen (oder die Ihnen von anderen bescheinigt worden sind). Egal, wie lange das zurückliegen mag. Das können kleine Stärken sein, wie den Kaffee am Morgen zu genießen oder es gut zu schaffen, pünktlich aufzustehen. Aber auch größere Stärken zählen, wie optimistisch zu sein oder gute Freunde zu haben, auf die Sie in der Not zählen können.

Wenn Sie fertig sind, wählen Sie Ihre drei besten Stärken aus, die Ihnen in Ihrem Leben am meisten helfen.

Auf den folgenden Seiten finden Sie häufig vorkommende Ressourcen und Resilienzfaktoren, die für andere Diabetes-Betroffene hilfreich sind.

Was Menschen mit Diabetes stark macht

Ein Gespür dafür entwickeln, was guttut. Häufig sind das Dinge, die mit Aktivität oder bestimmten Menschen verbunden sind. Das kann ein Spaziergang in der Natur, eine kreative Bastelarbeit, ein neues Kochrezept, ein Austausch mit anderen Betroffenen (wie er in Schulungen stattfindet) sein oder einfach gute Gesellschaft und das Gefühl, nicht allein zu sein. Egal was Sie tun: Wenn die Zeit richtiggehend verfliegt und Sie dabei wohltuende Kraft bekommen, sind Sie auf dem richtigen Weg.

Große Erwartungen reduzieren. Sie haben nicht versagt, wenn Ihr Langzeitblutzucker höher ist als gedacht. Es sind oft überzogene Vorstellungen, die bewusst oder unbewusst Druck erzeugen – Enttäuschungen sind dann vorprogrammiert. Geben Sie sich auch mal mit weniger zufrieden und üben Sie sich in Dankbarkeit für das, was Sie bereits erreicht haben.

Diabetes annehmen. Das Leben so akzeptieren, wie es gerade ist, auch mit einer chronischen Erkrankung. Diabetes wohlwollend gegenüberstehen inklusive der mit ihm einhergehenden Herausforderungen. Festhalten erschöpft, loslassen befreit.

Ein richtig besetztes Diabetes-Team. Wie wir wissen, können Ärzte, Diabetologen und Diabetes-Berater eine wichtige Ressource sein. Manchmal sogar *der* Schlüssel zum Erfolg.

Der stärkende Einfluss der Selbstfürsorge. Für sich selbst gut zu sorgen heißt auch, für Diabetes gut zu sorgen. Stellen Sie sich und Ihre Gesundheit immer an erste Stelle und schaffen Sie sich dafür gezielt Freiräume. Nichts ist wichtiger. Einen Abend einfach mal nichts tun, unproduktiv sein und die Zeit richtiggehend verplempern. Herrlich!

Selbstvertrauen aufbauen. Fühlen Sie sich auch manchmal inkompetent und glauben, nicht «gut genug» zu sein? Selbstzweifel sind für die Diabetes-Therapie besonders hinderlich. Legen Sie deshalb den Fokus auf Positives: Erinnern Sie sich täglich an Ihre positiven Eigenschaften und messen Sie sich an dem, was Sie bereits gelernt haben und gut können. Glauben Sie an sich und daran, gut mit Diabetes zurechtzukommen. Denn das werden Sie.

Mehr Achtsamkeit im Alltag. Sich ständig kritisch mit der Zukunft zu beschäftigen, wirkt sich negativ auf die Stimmung aus. Der Gedanke an nächste Woche, in der Arzttermine, Telefonate mit der Krankenkasse und Termine für die Familie anstehen, kann im jetzigen Augenblick Stress auslösen. Das sorgt dafür, sich schlechter zu fühlen, als es ohnehin schon der Fall ist. Achtsamkeitsübungen sind dann hilfreich, denn sie lenken die Aufmerksamkeit zurück in die Gegenwart.

Mini-Achtsamkeitsübung. Achten Sie darauf, worauf sich Ihre Gedanken in diesem Augenblick gerade richten, was Ihnen jetzt gerade durch den Kopf geht, während Sie diese Zeilen lesen. Lassen Sie Ihren Blick durch den Raum schweifen, in dem Sie sich gerade befinden. Was können Sie sehen? Was fühlen Sie jetzt gerade und was können Sie riechen?

Sich an den letzten Wohlfühlmoment erinnern, einen Moment, in dem Sie sich rundherum gut gefühlt haben und es Ihnen gut ging. Wohlbefinden erleben schützt die seelische Gesundheit und ist unabhängig von Erkrankungen. Es ist auch mit Diabetes möglich, sich wohlzufühlen. Das schließt sich nicht aus. Welcher Moment hat Ihnen zuletzt ein echtes Lächeln ins Gesicht gezaubert?

Optimismus und Humor. Humor ist ein bedeutender Resilienzfaktor und gleichzeitig eine wertvolle Ressource, die dabei hilft, den Blickwinkel zu ändern, besser mit Enttäuschungen umzugehen, Dinge aus der Distanz zu betrachten, gelassener und weniger perfektionistisch zu sein. Viele glauben, dass man mit Humor geboren wird oder eben nicht. Das stimmt aber nicht: Humor kann man lernen. Suchen Sie gezielt nach Humor, um ihn in Ihren Alltag einzubauen. Schauen Sie Comedyshows, lesen Sie ein humorvolles Buch und umgeben Sie sich mit unterhaltsamen und heiteren Menschen.

Die «Grübel-Viertelstunde». Die menschliche Gefühlswelt ist nicht nur bunt und fröhlich, auch nachdenkliche und düstere Gedanken dürfen Platz haben. Das macht uns Menschen aus. Grübeln kann unglaublich wohltun und hilfreich sein, wenn es in gesunde Bahnen gelenkt wird und nicht überhandnimmt. Reservieren Sie jeden Tag circa 15 Minuten, in denen Sie gezielt über Probleme nachdenken und Überlegungen anstellen, wie sie gelöst werden können. Diese Zeit sollten Sie nur mit Grübelgedanken füllen und nichts anderes tun. Nur grübeln.

Ausreichend schlafen. Gönnen Sie Ihrem Körper so viel Schlaf, wie er braucht (und nicht nur so viel, wie Sie meinen, dass es genügen müsste). Sparen Sie niemals am Schlaf, er sollte Ihnen heilig sein. Das kann in herausfordernden Zeiten ausschlaggebend sein. Legen Sie, wann immer es Ihre Zeit erlaubt, ein Mittagsschläfchen oder ein kurzes Nickerchen ein – gerade an Wochenenden, freien Nachmittagen und im Urlaub. Schlaf bedeutet nicht, faul zu sein. Ganz im Gegenteil, Sie achten dadurch gut auf Ihre emotionale Verfassung.

Mehr Flexibilität statt Routinen. Unser Denken und Handeln läuft meist in vertrauten Verhaltensmustern und Routinen ab – und das steht Verhaltensänderungen im Weg. «Das habe ich immer so gemacht» ist ein typischer Gedanke. In der Diabetes-Therapie ist es aber oftmals erforderlich, neue Wege zu gehen. Üben Sie bewusst in Ihrem Alltag, etwas anders zu gestalten als üblich. Das kann bedeuten, einen anderen Weg zum Supermarkt zu nehmen, die Hausarbeit in einer anderen Reihenfolge zu verrichten oder sich an einen anderen Platz als den gewohnten zu setzen.

Diabetes als Resilienztrainer betrachten. «Schlechte» Tage sind frustrierend, gehören aber zum Diabetes-Alltag dazu – alle Menschen mit Diabetes haben sie. Ihr «Trainer» verlangt Ihnen dadurch zwar einiges ab, bietet im Gegenzug allerdings die Möglichkeit, an Stärke zu gewinnen, gelassener und resilienter zu werden. Davon profitieren nicht nur Sie selbst, sondern es lässt sich auch auf andere Menschen übertragen. Nach dem Motto «Seht her: Ich habe schon so viel geschafft und lass mich nicht unterkriegen. Das könnt Ihr auch».

Selbst-Check

Es gibt darüber hinaus noch viele andere Dinge, die psychisch stark machen.

Was, würden Sie sagen, trägt zu Ihrer persönlichen seelischen Stärke bei?

....

....

Gehen Sie Ihren eigenen Weg. Das gilt auch für ein Leben mit Diabetes.

KAPITEL 12: Über Diabetes-psychologische Unterstützung nachdenken, um Lebensqualität zurückzugewinnen

Um es gleich vorwegzusagen: Die überwiegende Mehrheit der Diabetes-Betroffenen kommt mit ihrer Erkrankung im Leben insgesamt gut zurecht. Es brauchen nicht alle Diabetes-Betroffenen eine Psychotherapie, viele haben aber den Wunsch nach einer Beratung.

Manchmal kann eine Diabetes-psychologische Beratung oder Psychotherapie sinnvoll sein, um mit emotionalen Belastungen im Alltag besser zurechtzukommen und den Erkrankungsverlauf positiv zu beeinflussen.

Wichtig dabei ist: Es geht nicht darum, mögliche seelische Ursachen von Diabetes zu behandeln, sondern sich mit den Auswirkungen der Erkrankung auf das Leben zu befassen – ein riesiger Unterschied. Eine begleitende Beratung oder Psychotherapie zu beginnen, ist nicht gleichbedeutend damit, den Diabetes selbst verursacht zu haben. Das wären fatale Schlussfolgerungen, die zudem nicht wahr sind. Allerdings hat die Psyche einen großen Einfluss auf Blutzucker und Stoffwechseleinstellung – und die gilt es mithilfe der Psychologie bestmöglich zu beeinflussen.

Psychologen oder Psychotherapeuten mit diabetesspezifischen Kenntnissen sind leider rar, sodass es im Augenblick keine flächendeckende Versorgung gibt. Ihre Diabetes-Ansprechpartner, wie Ärzte, Diabetes-Berater, Ernährungsberater und ähnliche (sprich das Diabetes-Team), und Vertrauenspersonen im näheren Umfeld können zwar in einem gewissen Maße auch auf psychische Belange eingehen, sie sind jedoch keine Spezialisten auf diesem Gebiet. Auch Selbsthilfeliteratur hat ihre Grenzen.

Wenn Sie mit Ihrem Diabetes nicht zurechtkommen und / oder es Ihnen seelisch nicht gut geht, könnte eine Unterstützung durch einen Psychologen, der mit der chronischen Erkrankung vertraut ist, ein zielführender Schritt sein.

Wie einen passenden Psychologen finden?

Beim Vorliegen einer psychischen Begleiterkrankung wie Depressionen können Sie sich von Ihrem Hausarzt in eine psychotherapeutische Praxis überweisen lassen. In Deutschland sind die Wartezeiten derzeit leider lang, zusätzlich sind nur wenige Psychotherapeuten mit diabetesspezifischen Anliegen vertraut. Anders die von der DDG zertifizierten Fachpsychologen Diabetes, deren Arbeit speziell auf die Bedürfnisse Diabetes-Erkrankter ausgerichtet ist und die oftmals in Facheinrichtungen für Diabetes angestellt sind. Es gibt auch speziell qualifizierte Psychotherapeuten, sogenannte Psychodiabetologen.

Der schnellste Weg zu einer Diabetes-psychologischen Beratung oder Psychotherapie kann über frei arbeitende Fachpsychologen gehen, die ihre Dienste immer stärker online zur Verfügung stellen. Ein Verzeichnis mit Internetseiten für Diabetes-Betroffene sowie eine Liste qualifizierter Psychologen und Psychotherapeuten finden Sie im Anhang.

Fachpsychologen Diabetes DDG sind Psychologen mit abgeschlossenem Studium an einer Universität und mehrjähriger intensiver Weiterbildung zum «Fachpsychologen Diabetes DDG» inklusive mehrjähriger Tätigkeit in speziellen Diabetes-Einrichtungen. Sie arbeiten in Kliniken und gehören in größeren Einrichtungen zum Team. Fachpsychologen Diabetes verfügen daher über eine ausgezeichnete und qualifizierte Wissensgrundlage und können Diabetes-Betroffenen sehr gut helfen, mit ihrer Erkrankung zurechtzukommen.

Das sollten Sie wissen

Eine psychologische Beratung oder Psychotherapie setzt die Bereitschaft voraus, sich mit eigenen Themen und Gefühlen befassen zu wollen, um den Zustand zu verändern. Das erfordert einen gewissen Zeit- und Ressourcenaufwand.

Außerdem wichtig ist die Chemie zwischen der beratenden Person und Ihnen. Eine Vertrauensbasis zu finden, kann etwas Geduld erfordern. Sollten Sie sich unwohl fühlen und verschwindet dieses Gefühl nach den ersten Gesprächen nicht, scheuen Sie sich nicht, sich jemand anderes zu suchen. Lassen Sie sich nicht entmutigen und hören Sie auf Ihre Bedürfnisse. Achten Sie gut auf sich und finden Sie heraus, ob Sie innerlich überhaupt bereit sind, etwas in Ihrem Leben zu verändern.

Wie beim Diabetes-Team ist es auch bei psychologischer Unterstützung sehr wichtig, sich wertgeschätzt zu fühlen. Mehr noch, den Kontakt mit einem Diabetes-Psychologen sollten Sie genauso in Erinnerung behalten wie den letzten Wellness-Behandlungstermin. Sie sollten sich danach gestärkt fühlen, verstanden und ermutigt. Und auch entlastet. Es gilt, eine Person zu finden, die hinter Ihnen steht, die versteht, wie Sie sich fühlen, und Ihnen Geborgenheit vermittelt. Bei der Sie sich trauen, alle Themen anzusprechen, und so die Voraussetzung für Veränderung schaffen.

Wenngleich Veränderung auch bedeuten kann, mit einer Sicht auf das Leben und die eigenen Gefühle konfrontiert zu werden, die gegebenenfalls unangenehm ist. Das kann vorübergehend belasten, ist jedoch für eine Verbesserung des Befindens und eine langfristige Heilung häufig notwendig.

Häufige Themen für Diabetes-psychologische Beratung oder Psychotherapie

Diabetes-Akzeptanz-Probleme
Überforderungsgefühle
Erschöpfungszustände, Burnout
Depressionen
Diabetesbezogene Ängste
Essstörungen
Übergewicht und Adipositas
Motivationsprobleme

Menschen sind individuell. Jede Beratung und jede Psychotherapie ist deshalb einzigartig und verläuft anders. Das hängt auch von der Art der psychotherapeutischen Methode ab. Es gibt viele Methoden, die jeweils unterschiedliche Ansatzpunkte haben. Sie müssen nicht immer Ihre Kindheit aufarbeiten, wenn Sie das nicht möchten. So allgemein die übergeordneten Themen sind, so unterschiedlich können die dahinter liegenden Ursachen und Auslöser sein.

Manchmal steht die Diabetes-Selbstbehandlung im Vordergrund, wie regelmäßiges Kontrollieren der Blutzuckerwerte oder sich gesünder ernähren zu wollen. Manchmal geht es um andere Dinge oder Ereignisse, die Betroffene beschäftigen. Von Diabetes-psychologischer Unterstützung können sowohl Lebensqualität als auch Blutzuckereinstellung gut profitieren. Sie hilft, sich selbst besser zu verstehen, und kann dazu beitragen, sich zu akzeptieren, zu schätzen und besser für sich selbst zu sorgen. Etwas, das in herausfordernden Zeiten schnell aus dem Blick verloren werden kann. Manchmal wird eine Verbesserung der Beschwerden erst nach einigen Wochen wahrgenommen. Manchmal reichen schon einige Stunden, um erste Erfolge zu sehen.

Selbst-Check
Psychologische Hilfe

Können Sie sich im Augenblick psychologische Unterstützung vorstellen?

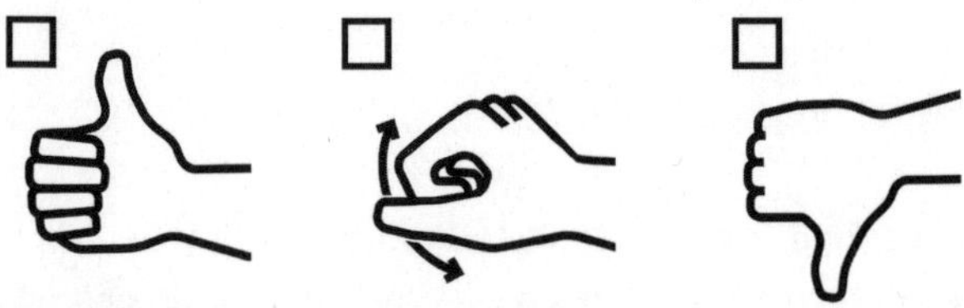

Wenn ja: Welche Themen sind Ihnen ein Anliegen, und was würden Sie gerne verändern?

Hier geht's online weiter: Der QR-Code führt Sie direkt auf meine Webseite.

TEIL C:

Bei Veränderungswünschen

Indem Sie diese Zeilen lesen, haben Sie bereits den ersten Schritt getan, etwas in Ihrem Leben zu verändern. Gratulation!

KAPITEL 13: Ist das wirklich Ihr Wunsch?

«Sie müssen mindestens 15 Kilo abnehmen und sich gesünder ernähren», könnte die Zielvorgabe eines Diabetologen lauten. Das mag medizinisch sinnvoll sein, kann aber an den Wünschen, der Lebensrealität und den Möglichkeiten eines Patienten vorbeigehen.

Früher standen möglichst niedrige Blutzuckerwerte im Fokus, heute individuelle Therapieziele, je nach Alter, Stoffwechsellage, Lebensqualität und Begleiterkrankungen. Es gilt, Spätfolgen und Unterzuckerungen zu vermeiden bei gleichzeitig möglichst hoher Lebensqualität. Dorthin gibt es viele Wege, und zudem ist jeder Diabetes anders.

Sowohl Behandlungsziele als auch die daraus abgeleiteten Maßnahmen sollte der Arzt gemeinsam mit dem Diabetes-Betroffenen festlegen. **Ein gesunder Lebensstil lässt sich nicht einfach von außen verordnen.** Ziele, die ausschließlich von anderen vorgegeben werden, werden seltener erreicht und weniger lange beibehalten, denn der Patient ist nicht voller Herzblut dabei. Ziele hingegen, die wir selbst mittragen und für die wir innerlich bereit sind, werden eher erreicht und beibehalten.

Menschen haben gern die Kontrolle über die eigenen Handlungen. Das gelingt umso besser, je informierter Sie sind und je mehr es Ihren persönlichen Wünschen entspricht. Ihre Wünsche stehen deshalb im Mittelpunkt. Und andere haben das zu respektieren. Lassen Sie sich deshalb keine Ziele von anderen vorgeben, ohne sie zu hinterfragen. Fragen Sie sich: «Was möchte ich?» und «Was passt am besten zu meinem Leben?»

Was Sie über Ihr Gehirn wissen sollten

Es liebt Routinen. Menschliche Gehirne lieben Gewohnheiten und Routinen, um bei alltäglichen Tätigkeiten Energie zu sparen. Ein evolutionäres Erbe, das tief in uns verwurzelt ist. Der Großteil unseres Verhaltens, Denkens und Fühlens läuft «automatisiert» ab. Der Mensch ist ein Gewohnheitstier, und etablierte Routinen gibt er nicht so schnell auf. Oft sind es vor allem langjährige Gepflogenheiten, die den Blick auf eine bessere Alternative versperren. Das ist auch der Grund, weshalb wir uns manchmal etwas vornehmen und es dann doch nicht tun oder nach kurzer Zeit wieder sein lassen. Wir nehmen lieber den aktuellen Status quo und vertraute Pfade, wie den Kaffee mit Zucker zu trinken oder das Auto zum Einkaufen zu nehmen. Weil wir das immer so machen, kommen wir gar nicht auf die Idee, dass es auch anders gehen könnte. Wiederkehrende Handlungen laufen sozusagen im «Autopilot» ab – ohne reflektiert oder hinterfragt zu werden.

Es mag keinen zusätzlichen Aufwand. Für einen gesünderen Lebensstil muss etwas im Leben verändert werden, und dafür sind immer Bemühungen und Kosten notwendig. Unser Gehirn ist einerseits tendenziell träge und gleichzeitig das energiehungrigste Organ unseres Körpers. Jede bewusste Abweichung vom «Autopilot»-Modus kostet zusätzliche Energie, die es vermeidet, wann immer es möglich ist. Das Gehirn befindet sich gerne im Energiesparmodus.

Es bevorzugt Genuss in der Gegenwart. Das menschliche Gehirn legt seinen Fokus auf die Gegenwart und nicht auf Aspekte der Zukunft (selbst wenn sie positiv sind). Zu viel Essen ist auf lange Sicht zwar schädlich, aber in diesem Augenblick verlockend und unwiderstehlich. Belohnen Sie sich also zeitnah und bewusst, denn was sofort geschieht, wird als so wertvoll und wichtig interpretiert, dass es eher wiederholt wird, beispielsweise nach einem Spaziergang mit einem schönen Bad oder einer Tasse Tee zu Ihrer Lieblingssendung. Gönnen Sie sich nach der ersten Woche mit gesünderer Ernährung eine entspannende Massage oder kaufen Sie sich ein gutes Buch.

Es will uns vor Gefahren schützen. Die Fähigkeit, sich Gedanken zu machen, zeichnet uns Menschen aus. Wir vergleichen, sorgen uns und beurteilen. Unser Gehirn ist perfekt darin, uns ständig mit Gedanken zu versorgen. Es ist wortwörtlich eine «Gedankenmaschine». Meistens ist das nützlich, denn wir brauchen sie, um unseren Alltag zu meistern. Unsere Gedanken können uns aber auch in Beschlag nehmen. Unser Gehirn neigt dazu, uns das Ungünstigste in allen Details auszumalen, und schickt uns gerne negative Gedanken wie «Das wird bestimmt wieder nichts». Es lohnt sich deshalb herauszufinden, welche negativen Gedanken uns im Weg stehen (es sind nämlich oft dieselben).

Diabetes als Anlass für positive Veränderungen

Silvestervorsätze reichen in der Regel nicht aus, um etwas dauerhaft zu verändern. Verhaltensänderungen geschehen leichter, wenn sich der Kontext ändert, wie das bei der Diabetes-Diagnose, bei Komplikationen oder beginnenden Spätfolgen der Fall ist. Dann kommen aktuelle Gewohnheiten auf den Prüfstand und werden überdacht. Der Vorteil: In diesen Momenten fällt es leichter, sie zu durchbrechen.

Mehr noch: Das Leben mit Diabetes bietet geradezu günstige Gelegenheiten. Ob bei einem erneut hohen Langzeitblutzucker, einem Krankenhausaufenthalt wegen einer schwer heilenden Wunde oder anderen gesundheitlichen Problemen, betrachten

Sie diese Anlässe geradezu als persönliche Einladung, über Ihr aktuelles Gesundheitsverhalten und mögliche Veränderungen nachzudenken. Nutzen Sie diese besonderen Momente.

Auf den richtigen Zeitpunkt kommt es an …

Manchmal kann es jedoch besser sein, eine Lebensstiländerung zu verschieben, wenn die aktuelle Situation nicht günstig ist und ein Versuch aller Voraussicht nach zu einem Misserfolg führen würde. In Zeiten von Umbrüchen und Belastungen kann eine zusätzliche Baustelle kontraproduktiv sein. Gehen Sie die Veränderungen in dem Fall lieber an, wenn Sie wieder Ressourcen dafür haben.

Noch wichtiger aber ist: **Nehmen Sie Veränderungen in Angriff, wenn Sie innerlich so weit sind.**

Wie lange Sie nicht auf Ihren Diabetes oder Ihre Gesundheit geachtet haben – ob drei Tage, drei Wochen oder drei Monate –, spielt keine Rolle. Lösen Sie sich von einer bestimmten Zahl, die sich vielleicht in Ihrem Kopf festgesetzt hat. Betroffene denken oft, dass es sich nicht mehr lohne, etwas im Leben zu verändern. Das entspricht nicht der Realität.

> **Es ist nie zu spät. Auf Ihre Gesundheit zu achten, lohnt sich immer.**

… und auf Entschlossenheit

Ein gesunder Lebensstil beginnt im Kopf und bei der inneren Einstellung sich selbst gegenüber. Wenn Sie etwas wirklich wollen, es sich wünschen und es sich in den schönsten Farben ausmalen, können Sie es auch erreichen.

Je entschlossener Sie sind, desto

- verbindlicher können Ihre Ziele für Sie sein,
- mehr werden Sie sich anstrengen,
- weniger werden Sie sich von Hindernissen abbringen lassen,
- stärker werden Sie nach dieser Entscheidung sein.

Am Anfang stehen deshalb die Fragen:

Wie sehr möchten Sie eine Veränderung wirklich?

Was sind Sie bereit, dafür zu investieren?

Betrachten Sie jede Bemühung als Investition in Ihre eigene Gesundheit. Sie ist das wertvollste Kapital, das Sie haben.

Wenn wir für etwas brennen, weil wir es wirklich wollen, kann es im Grunde keinen schweren Anfang mehr geben. Dann wollen wir nämlich einfach nur anfangen.

Selbst-Check
Motivation

Wie motiviert sind Sie im Augenblick, etwas an Ihren Lebensgewohnheiten zu verändern?

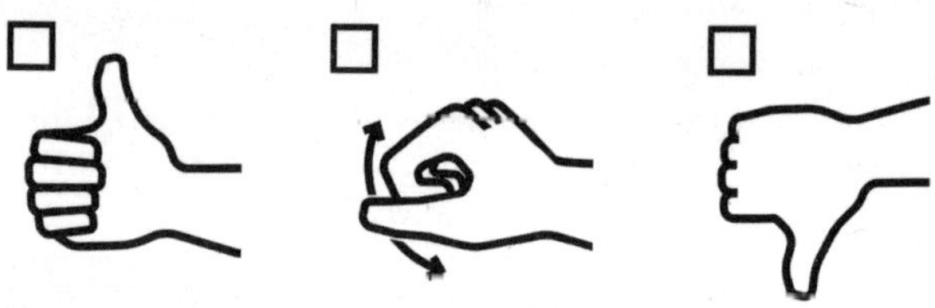

Übung: Nehmen Sie sich ein paar Minuten Zeit und überlegen Sie sich, welche Gewohnheiten Sie gerne verändern möchten. Schreiben Sie zunächst alle Ideen auf, die Ihnen in den Sinn kommen, ohne zu ordnen oder zu bewerten. Bringen Sie Ihre Ideen in einem zweiten

Schritt in eine Reihenfolge und sortieren Sie nach Wichtigkeit. Es spielt dabei keine Rolle, ob Sie Ihre Wünsche als leicht oder schwer realisierbar einschätzen.

KAPITEL 14: SMART Ziele erreichen

Attraktive Ziele wirken wie ein Magnet

Wer die hinter einem Wunsch liegenden Ziele kennt, weiß, woher die Disziplin für ein bestimmtes Verhalten stammt.

Jetzt geht es um die genaue Umsetzung des Plans. Als erfolgreich erwiesen hat sich dabei die SMART-Methode. Jeder Buchstabe steht für ein bestimmtes Prinzip der Zielformulierung. Ein Ziel gilt dann als SMART, wenn es alle fünf Bedingungen erfüllt.

Wenn wir manche Ziele nicht umsetzen können, muss das nichts mit Willensschwäche oder Disziplinlosigkeit zu tun haben. Manchmal bleiben unsere Veränderungswünsche als «ewige Wünsche» bestehen und werden nicht verwirklicht, weil sie zu ungenau sind, zu groß, zu zahlreich oder die Grenzen des Machbaren übersteigen – sie sind häufig nicht SMART genug formuliert.

S = spezifisch – Was ist das konkrete Ziel?
M = messbar – Wie lässt sich das Ziel messen?
A = attraktiv – Was macht das Ziel erstrebenswert?
R = realistisch – Was ist realistisch?
T = terminiert – Wann beginnen?

Nehmen wir uns einmal das gängige Ziel «Ich möchte mich mehr bewegen» vor. Zunächst sollten Sie sich nach der SMART-Methode folgende Fragen stellen:

Spezifisch: Was ist das konkrete Ziel? Sich mehr bewegen zu wollen, ist zu vage. Denn was bedeutet «mehr»? Ein Ziel muss eindeutig und präzise formuliert sein. Überlegen Sie sich eine Bewegungsart, die gut zu Ihnen passt, oder eine Zusatzaktivität im Alltag, die möglichst ohne große Vorbereitung oder Zeitaufwand einfach umzusetzen ist. Konkrete Beispiele wären:

- die Treppe anstelle des Aufzugs nehmen,
- eine Busstation früher aussteigen und den Rest der Strecke zu Fuß laufen,
- zu Fuß zum Bäcker gehen, anstatt das Auto zu nehmen,
- in der Mittagspause eine Runde um den Block spazieren gehen,
- schwimmen gehen, sich eine Saisonkarte fürs Freibad gönnen.

Messbar: Wie lässt sich das Ziel messen? Unser Gehirn liebt neben ganz konkret umsetzbaren Dingen Zahlen. Legen Sie die Häufigkeit und / oder Dauer dieser Aktivität fest, indem Sie eine bestimmte Streckenlänge, die Anzahl in Minuten oder den Kalorienverbrauch bestimmen. Konkrete Beispiele wären:

- jeden Tag 1000 Schritte (10 Minuten) am Stück gehen,
- zweimal die Woche 20 Minuten durch den Park gehen,
- dreimal die Woche spazieren gehen, bis 50 Kalorien verbraucht wurden.

Attraktiv: Was macht das Ziel erstrebenswert? Das Ziel muss für Sie attraktiv sein.

- Möchten Sie im Alltag nicht mehr so schnell aus der Puste kommen?
- Möchten Sie sich frischer und aktiver fühlen?
- Oder möchten Sie sich seelisch ausgeglichener und zufriedener fühlen?

Realistisch: Was ist für Sie realistisch? Niemand kann von heute auf morgen sein Leben umkrempeln, das ist weder sinnvoll noch machbar. Das gesteckte Ziel muss realisierbar sein. Es darf anspruchsvoll sein, sollte Sie aber nicht überfordern. Konkrete Beispiele im Bewegungsbereich wären:

- jeden Wochentag 5 bis 10 Minuten gehen (anstatt fünfmal die Woche 60 Minuten),
- jeden zweiten Tag 1000 bis 2000 Schritte gehen (anstatt jeden Tag 10 000 Schritte),
- dreimal die Woche 10 Sit-ups (statt jeden Tag 100 Sit-ups).

Terminiert: Wann möchten Sie beginnen? Ein festes Beginndatum ist wichtig, damit das Ziel nicht verschoben wird und aus den Augen verschwinden kann. Sie können auch einen bestimmten Zeitraum festlegen, in dem Sie die Aktivität ausführen. Zum Beispiel immer montags für vier Wochen die Schrittzahl verdoppeln.

Ein gutes konkretes SMART-Ziel für Bewegung: «Ich gehe ab morgen zweimal pro Woche 30 Minuten spazieren.»

Zusätzliches Wissen

Positive Wörter verwenden. Für das Gelingen einer Verhaltensänderung ist eine ansprechende und anziehende Formulierung entscheidend. Vermeiden Sie Begriffe wie «aufhören», «verlieren» oder «verzichten». Diese sind oft weniger erfolgreich, denn sie suggerieren, dass einem etwas weggenommen wird, das man eigentlich lieber behalten möchte.

«Nicht»-Ziele vermeiden. Verwenden Sie keine Formulierungen wie «Nicht mehr Rauchen» oder «Keine Limonade mehr trinken». Fragen Sie sich lieber, was Sie stattdessen machen könnten. Das Zauberwort *stattdessen* lenkt die Aufmerksamkeit automatisch in die Richtung, in die Sie gelangen möchten. Etwas Neues anfangen ist das Ziel – nicht mit etwas aufhören. **Wovon möchten Sie weg und wo möchten Sie gerne hin?** Dann ergibt sich wie von selbst eine passende Veränderungsrichtung.

Entsprechend hat ein Wunsch wie «Ich möchte leckere und gesunde Rezepte ausprobieren» viel bessere Erfolgschancen als der Vorsatz «Ich muss auf Snacks und Süßigkeiten verzichten». Wir laden uns (mit positiven und ansprechenden Wörtern) selbst zu etwas Neuem ein, ohne etwas nicht mehr zu dürfen.

Sich das Zielbild zusätzlich konkret ausmalen. Unterstützend und verstärkend wirken Zielbilder, die Sie sich in den schönsten Farben vorstellen. Malen Sie sich in Ihrer Vorstellung beispielsweise eine gesunde Mahlzeit in allen Farbnuancen aus:

- Welche frischen und bunten Farben könnten die Zutaten auf Ihrem Teller haben?
- Wie könnten die Speisen riechen, welche Aromen könnten die einzelnen Lebensmittel haben?
- Wie könnte es sich in Ihrem Mund anfühlen?
- Welche positiven Effekte werden die gesunden Mahlzeiten auf Ihre Gesundheit haben?

Hindernisse erkennen und mit Leichtigkeit überwinden. Sind Wunsch und Ziel formuliert und gedanklich ausgemalt, geht es jetzt darum, mögliche Hindernisse zu identifizieren, die auf dem Weg auftreten können, um später nicht von ihnen überrascht zu werden. Oft sind Stolpersteine ein Grund, weshalb der Weg zum Ziel abgebrochen wird. Manche Patienten vergessen beispielsweise, Medikamente von Beginn an regelmäßig zu nehmen, manche haben Angst vor Nebenwirkungen und nehmen sie deshalb kaum, und andere fangen ganz motiviert mit Bewegung an, nach einer Weile lässt der Schwung allerdings nach. Die Hindernisse sind bei jedem Menschen andere.

Lassen Sie sich von möglichen Hürden auf keinen Fall entmutigen, denn es gibt sie immer. Alle Menschen haben sie. Sie gehören dazu und sind kein Grund, etwas Neues nicht zu tun. Meist erscheinen sie größer und schwieriger, als sie in der Realität tatsächlich sind. Wenn Sie sich mit möglichen Stolpersteinen bewusst beschäftigen, erhöht sich die Erfolgswahrscheinlichkeit deutlich. Haben Sie daher beides gut im Blick: Ziele und Hindernisse.

Ziel + Zielbild + Hindernisse = höhere Erfolgschancen

Selbst-Check
SMART-Ziele

Überlegen Sie sich ein möglichst konkretes Ziel nach den SMART-Kriterien (spezifisch, messbar, attraktiv, realistisch, terminiert).

....

....

....

....

....

....

Welche Hindernisse könnten Ihnen bei der Zielerreichung im Weg stehen?

....

....

....

....

Wodurch könnten Sie die Hindernisse überwinden?

....

....

....

....

KAPITEL 15: Wissenswertes zur Motivation

Was treibt uns eigentlich an, ein Ziel mit Begeisterung zu verfolgen? Ganz klar: die Motivation – ein zentraler Aspekt der Diabetes-Psychologie. Was genau das ist und wie Sie Ihre persönliche Motivation beeinflussen können, sehen wir uns in diesem Kapitel an.

Vielleicht fragen Sie sich manchmal: Warum ist es so schwer, gut auf meinen Diabetes zu achten?

Motivation meint die Bereitschaft, etwas am eigenen Verhalten zu ändern, um ein bestimmtes Ziel zu erreichen. Das klingt einleuchtend und kinderleicht, ist aber alles andere als einfach, denn auf dem Weg zum Ziel lauern zahlreiche Barrieren. Einen Blick darauf zu werfen, kann sich lohnen, um Ideen für Veränderungen zu bekommen und Kraftspender zu entdecken. Hier sind die Barrieren mit dem größten Einfluss.

Wissen alleine reicht nicht für Verhaltensänderungen. Wenn sich Patienten in einem Motivationstief befinden, denken Ärzte oft, dass sie zu wenig diszipliniert sind, sich nicht anstrengen möchten oder mehr Informationen benötigen, was meistens überhaupt nicht der Fall ist. Wissen ist zwar eine wichtige Voraussetzung, um sich zu motivieren, aber allein meist nicht ausreichend, als Impuls oder in Kombination mit anderen Motivationsfaktoren allerdings sehr wirksam. Auch wenn Sie bereits an Schulungen teilgenommen haben, werden bestimmte Informationen wieder vergessen, deshalb ist eine Auffrischung sinnvoll.

Jedes Verhalten hat einen speziellen Grund. Auch wer sich gut um Diabetes kümmert, erlebt Phasen mit geringer Motivation. Auf manche Dinge lässt sich auch einfach leichter achten als auf andere. Ob Medikamente regelmäßig einnehmen, eine gesunde Ernährung etablieren oder den verordneten Entlastungsschuh tragen: Menschen haben immer gute Gründe für das, was sie tun oder eben nicht tun – sie sind für andere nur nicht immer sichtbar oder nachvollziehbar. Das müssen sie auch gar nicht. Hauptsache, Ihnen sind die Gründe bewusst.

Die Bezeichnung «non-compliant» findet sich häufig in medizinischen Befunden und Arztberichten, wenn Patienten ärztliche Empfehlungen nicht ausreichend umsetzen. Kein Mensch möchte sich selbst absichtlich schaden. Sie sind niemals «unmotiviert», und **Ihre Gesundheit ist Ihnen niemals egal.** In der Alltagsrealität können manchmal andere Dinge Priorität haben oder innere «Stoffwechsel-Saboteure» am Werk sein, was von außen leicht als «unmotiviert» oder «non-compliant» fehlinterpretiert werden kann.

Leben in der Komfortzone. Viele Menschen wünschen sich einerseits Routine und Komfort, die vom Gehirn als Sicherheit interpretiert werden. Gleichzeitig wird andererseits die Notwendigkeit gesehen, Dinge zu verändern. Sich auf eine Reise einzulassen, von der noch nicht absehbar ist, wie lange sie dauern wird und wie weit man überhaupt kommt, kann verunsichern, entmutigen und Angst machen, weil es Destabilisierung bedeutet. Vor allem, wenn unkalkulierbare Kosten und erheblicher Aufwand das Vorhaben überschatten. Es erfordert bereits Mut, eine Veränderung überhaupt in Betracht zu ziehen (und das tun Sie, weil Sie dieses Buch lesen). Wachstum und Zielerreichung finden meistens außerhalb der eigenen Komfortzone statt. Deshalb: **Um etwas zu verändern, müssen Sie raus aus Ihrer Komfortzone.** Beides geht nicht.

Der Macht der Gewohnheit unterliegen. Unser Gehirn ist ein Gewohnheitstier: Eine Couch-Potato zu sein, hat sich in der

Regel in vielen Monaten und Jahren eingeschlichen und wird sich nicht durch einen einmaligen Spaziergang verändern. Es dauert, bis sich neue Gewohnheiten im Alltag etablieren und vorherige Muster «überschrieben» werden. Geben Sie sich ausreichend Zeit, damit sich eine neue Gewohnheit gut verankern kann – und nicht mehr jedes Mal bewusst durchgeführt werden muss. Bei den meisten Menschen dauert diese Phase im Schnitt zwei bis vier Monate.

Widersprüchliches Denken behindert. Wer kennt es nicht: abends den spannenden Film zu Ende sehen oder lieber ins Bett gehen und am nächsten Morgen ausgeschlafen sein? Beide Varianten haben ihre Vor- und Nachteile. Das wird in der Psychologie mit «Ambivalenz» beschrieben. Veränderungen stehen wir grundsätzlich mit widersprüchlichen Gedanken und gemischten Gefühlen gegenüber. Wir sind ambivalente Wesen. Viele Diabetes-Betroffene kennen das: Soll ich mich zu einem Spaziergang aufraffen und etwas für meine Gesundheit tun oder lieber vor dem gemütlichen Kaminofen sitzen und ein Glas Wein trinken? Ambivalenz behindert Veränderungsmotivation. Um Ihre Ambivalenz aufzulösen, können Sie sich folgende Fragen stellen:

Welchen Nutzen hat die gemütliche Kaminofen-Option für mich?

Welche Vorteile könnte mir ein Spaziergang bieten (an die Sie womöglich noch gar nicht gedacht haben)?

Gibt es einen alternativen Weg, bei dem sich beide Bedürfnisse miteinander verbinden lassen?

Was, wenn es völlig okay ist, mal so und mal so zu denken?

Das Ziel in zu weiter Ferne. Auch wenn Sie noch so sehr auf Ihren Diabetes achten, ist ein langfristiger Erfolg nicht zu erkennen, da er zu weit in der Zukunft liegt. Das kann frustrieren, weil das menschliche Gehirn an kurzfristig erreichbaren positiven Konsequenzen interessiert ist.

Die Belohnung, die Sie irgendwann später für Ihr positives Verhalten bekommen können, ist häufig allerdings «nur», dass nichts passiert! Zumindest nichts Schlimmes. Das ist zwar wunderbar, aber es ist doch ein weit entferntes «Nicht-Ziel». Ein Nicht-Ziel zu erreichen, trägt nicht gerade zur Motivation bei. Beispielsweise ist «Später keine Neuropathie bekommen» zwar ein prima Langzeitziel, aber nicht wirklich überzeugend für die gegenwärtige Entscheidung, ob das leckere Kuchenstück gegessen werden soll.

Den Aufwand scheuen. Wenn die Kosten höher sind als der Nutzen, ist man weniger bereit, zu investieren, da es sich gefühlt nicht lohnt. Solange der Aufwand im Alltag (Blutzucker messen, Insulin spritzen, sich bewegen, Arzttermine usw.) für eine gegenwärtig gute Stoffwechseleinstellung über dem eigentlichen Nutzen (Komplikationen, Spätfolgen vermeiden) liegt, ist es schwer, sich selbst zu motivieren.

Richten Sie Ihren Fokus verstärkt auf das, was Sie von einer gesunden Lebensweise und einer guten Stoffwechseleinstellung haben (auch wenn Sie es im Augenblick vielleicht nicht spüren): eine höhere Wahrscheinlichkeit, ein langes und gesundes Leben zu führen, kaum Komplikationen, weniger Krankenhausaufenthalte und ein höheres Wohlbefinden.

Das falsche Maß. Phasen unterschiedlicher Motivation sind normal. Die richtige Dosis an Engagement und Motivation kann über den Therapieerfolg entscheiden. Ein dauerhaftes Zuviel an Motivation ist wenig hilfreich, kaum durchzuhalten und kann in einen Erschöpfungszustand führen. Bei zu geringer Motivation hingegen wird die Notwendigkeit einer Veränderung nicht erkannt, und es ist kein Elan dafür vorhanden. Das Risiko für Spätfolgen erhöht sich. Ein Zuviel oder Zuwenig an Motivation findet sich übrigens oft auch begleitend bei seelischen Erkrankungen (wie wir in Teil D noch sehen werden).

Fazit: Weder zu viel noch zu wenig Motivation ist sinnvoll, sondern ein gesundes Mittelmaß, denn Diabetes ist eine Daueraufgabe. Genauer hinsehen sollten Sie, wenn Phasen mit geringer Motivation länger werden und sich zudem Ihre Glukosewerte permanent in einem hohen Bereich bewegen.

Wie Sie sehen, stehen viele Saboteure einer Verhaltensänderung im Weg. Sie sich bewusst zu machen, kann bereits ein riesiger Vorteil sein. Jetzt sehen wir uns an, was Menschen mit Diabetes am meisten hilft, sich zu motivieren.

5 zentrale Motivationsquellen

1. Leidensdruck: eine unterschätzte Triebfeder für Veränderungen

Manchmal sehen wir zwar ein, dass wir etwas ändern sollten, aber es fehlt der innere Druck. Menschen sind oft erst dann bereit, wenn der eigene Leidensdruck zu hoch wird. Leidensdruck ist unangenehm und damit eine besonders gute Ausgangsbedingung für Veränderung, denn durch ihn wird Energie freigesetzt und die Motivation groß genug, etwas zu ändern. Wir sind eher bereit, Mühen auf uns zu nehmen, wenn wir unzufrieden mit dem Status quo sind.

Ob eine ärztliche Diagnose, ein hoher HbA1c oder das Gefühl, müde, unbeweglich oder unattraktiv zu sein, all das kann die Bereitschaft fördern, über den eigenen Lebensstil nachzudenken. Wenn wir uns fit und wohlfühlen, haben wir keinen Grund, Veränderungen in Betracht zu ziehen, weil wir denken, dass dieser Zustand immer so bleiben wird. Eine Illusion.

Auch wenn diese Aussage provokant klingen mag: Freuen Sie sich darüber, wenn Sie sich unwohl fühlen oder unzufrieden sind, denn Unzufriedenheit ist ein prima Motor für Veränderung.

2. Erfolgserlebnisse: unentbehrlich für Motivation

Erfolge treiben zu neuen Leistungen an, sie lösen Kräfte aus, die aktivieren und zu weiteren Erfolgserlebnissen animieren. Jeder Erfolg ist lohnenswert und sei er noch so klein.

Auch das **Ziel in kleine Zwischenziele zu zerlegen,** kann Motivation fördern. Behalten Sie Ihr großes Ziel im Auge und setzen Sie sich zusätzliche Zwischenziele, die Sie ganz leicht erreichen können. Eine «ausgewogenere Ernährung» stellt sich nicht von heute auf morgen ein. «Heute Mittag eine Portion Gemüse mehr» oder «eine Scheibe Vollkornbrot zum Abendbrot bis zum Wochenende» kann jedoch ein zielführender Minischritt sein, um das größere Ziel zu erreichen.

Vor allem kleine Veränderungen bewirken viel, sie müssen nur dauerhaft umgesetzt werden, dann ist der Effekt irgendwann riesig. Minimale Veränderungen haben auf Dauer maximale Wirkung. Die Erfolgswahrscheinlichkeit ist viel höher, denn kleine Veränderungen sind leicht zu schaffen. Ändern Sie daher nicht zu viel auf einmal.

Wie Sie Erfolgserlebnisse im Alltag spielend leicht schaffen können, werden wir uns im Anschluss anhand der «Probeminute» ansehen. Sie können gespannt sein.

3. Innere Antriebskräfte: entspannt dranbleiben

Kennen Sie das: In der ersten Zeit nach einem Termin beim Diabetes-Team sind Sie unheimlich motiviert und achten mit viel

Elan auf Ihre Gesundheit – Ihre Behandler haben Ihnen einen regelrechten Motivationsschub verpasst. In der kommenden Zeit verblasst Ihre Begeisterung jedoch langsam wieder, und die Euphorie verpufft, bis irgendwann das ursprüngliche Motivationsniveau erreicht ist. Das kann enttäuschen.

Ihre Behandler können zwar von außen einen Impuls setzen. Er muss aber durch eigene Kräfte ersetzt werden. Wer aus innerster Überzeugung handelt, beweist oft einen längeren Atem und erreicht bessere Resultate. Es wäre zwar zu schön, um wahr zu sein, aber Fakt ist: **Andere Menschen können Sie nicht auf Dauer motivieren. Das müssen Sie selbst tun.** Eine von außen angestoßene Verhaltensänderung kann zwar ein toller Beginn sein, erweist sich jedoch schnell als «Motivationsstrohfeuer», wenn keine innere Motivation geweckt wurde. Deshalb: Die innere Motivation ist entscheidend.

> **Merke: Motivieren können Sie sich auf Dauer letztlich nur selbst, denn Sie sind für Ihre Gesundheit verantwortlich.**

Good to know

Äußere (extrinsische) Motivation:

Die Anreize für eine gute Stoffwechseleinstellung kommen von außen. Während Druck bei Patienten selten funktioniert, wirken ein Lob der engsten Umgebung oder der erstaunte Gesichtsausdruck der Diabetologin bei der Kontrolle oft Wunder. Ein gutes Gespräch mit dem Hausarzt oder ein bestimmter Satz des Ernährungsberaters, der lange in Erinnerung geblieben ist, kann ungeahnte Kräfte wecken. Diese Art der Motivation kann kurzfristig viel Energie bescheren und ein wertvoller Anreiz sein.

Innere (intrinsische) Motivation:

Das bedeutet, etwas zu machen, weil man es selbst gerne möchte und es aus eigenem Antrieb tut. Positive Emotionen und Spaß sind dabei förderlich. Die aktive Handlung verbessert die eigene gesundheitliche Situation: sich beispielsweise jeden Tag bewegen, weil man überzeugt ist, dass das für Blutzuckerspiegel und Gesundheit förderlich ist. Oder sich Insulin spritzen, weil man vom Nutzen überzeugt ist. Menschen mit hoher innerer Motivation sind stolz darauf, sich zu verbessern, stellen sich gerne Herausforderungen und lieben das Gefühl, etwas aus freien Stücken zu tun. Das sind exzellente Bedingungen für Verhaltensänderungen.

4. Sinn: der Motivationsbooster

Das Erleben von Sinn ist eine der besten Motivationsquellen überhaupt. Menschen, die einen Sinn darin sehen, sich mehr zu bewegen oder sich gesünder zu ernähren, zeigen eine größere Bereitschaft, sich für ihre Gesundheit zu engagieren. Doch was den einen erfüllt, kann für den anderen sinnlos sein. Wenn Sie sich nur Ihrem Diabetologen zuliebe mehr bewegen möchten, ist das kein langfristiger Booster für Ihre Motivation.

Welchen Sinn könnte es für Sie haben, sich mehr zu bewegen oder gesünder zu ernähren? Wer ein klares Bild vom Nutzen der Veränderung hat, bleibt eher am Ball. Das Sinnerleben kann sich allerdings von dem Bild, das Ihr Diabetologe hat, unterscheiden. Bei Ärzten stehen meist Blutzuckerwerte und das Verhindern von Erkrankungen im Vordergrund. Wenn Ihr Sinn aber darin besteht, für Ihre Enkel fit zu bleiben, um sie aufwachsen zu sehen, ist das ein wunderbarer eigener Grund für einen gesünderen Lebensstil.

5. Der Glaube an sich selbst, es zu schaffen

Spätestens seit der Diagnose sind Sie selbst für Ihre Erkrankung verantwortlich. Davon überzeugt zu sein, Diabetes im Alltag selbst angemessen und erfolgreich behandeln zu können, ist ein Grundpfeiler der Motivation. In der Psychologie bezeichnen wir ihn als «Selbstwirksamkeit». Menschen mit hoher Selbstwirksamkeit gehen aktiver und positiver mit ihrer Erkrankung um. Sie fühlen sich sicherer im Therapiealltag, glauben mehr an die eigenen Fähigkeiten, sind davon überzeugt, einer Aufgabe gewachsen zu sein, ergreifen eher die Initiative und trauen sich an neue Dinge heran – auch wenn zuvor etwas nicht so gelaufen ist wie erwartet.

Unsere Gedanken beeinflussen unsere Gefühle – und unsere Gefühle beeinflussen unser Verhalten. Das wiederum hat Auswirkungen auf die Therapieergebnisse. Erfolg (z. B. in Form einer guten Stoffwechseleinstellung) verstärkt die Überzeugung, etwas unter Kontrolle zu haben. Das ist der Kreislauf der Selbstwirksamkeit, bei dem alle Komponenten (Gedanken, Gefühle, Verhalten, Konsequenz) miteinander verbunden sind.

Fördern Sie positive Gedanken, denn sie stehen am Anfang dieses Kreislaufes. Besser «Ich mache das bestimmt gut» statt «Das gelingt mir nie und nimmer». Führen Sie sich auch regelmäßig vor Augen, was Sie bereits gut können und über welche hilfreichen Strategien Sie schon verfügen.

Selbst-Check
Motivation

Wie motiviert sind Sie im Augenblick, etwas an Ihrem Lebensstil zu verändern?

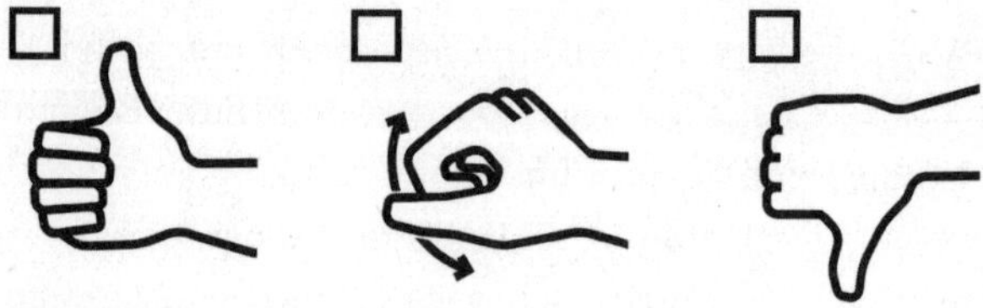

Was sind Ihre Motivationsquellen?

KAPITEL 16: Bewegung – ein häufiger Veränderungswunsch

Mythos 10 000 Schritte pro Tag

«Sie müssen sich mehr bewegen.»

Kommt Ihnen der Satz bekannt vor? Verbunden mit dieser Forderung finden wir häufig die Vorgabe, mindestens 10 000 Schritte täglich zu gehen. Diese magische Zahl hält sich immer noch hartnäckig in Vorträgen, Ratgebern, bei Schrittzählern und manchmal auch noch in Diabetes-Schulungen.

Was viele nicht wissen: Sie sind überhaupt nicht notwendig. Und im Übrigen für viele Menschen im Alltag kaum umsetzbar. Bewegung ist gut für die Gesundheit, das ist hinreichend bekannt und gilt für alle Menschen. Um positive Effekte zu erzielen, genügen aber weit weniger Schritte.

Mythos Sportverbot: Hartnäckig hält sich außerdem immer noch der Mythos, dass Menschen mit Diabetes keinen Sport treiben sollten, weil es gefährlich sein könnte. Das Gegenteil ist der Fall: Bewegung und Sport haben viele positive Effekte und werden für alle Menschen mit Diabetes sogar ausdrücklich empfohlen.

Zur Erinnerung: Stresssituationen sind häufig mit erhöhten Blutzuckerwerten verbunden. Ursächlich sind verschiedene Stresshormone. Bewegung ist eine wunderbare Möglichkeit, sie abzubauen und den Blutzucker zu senken. Nach einem anstrengenden Meeting oder aufregenden Arbeitstag können bereits eine kleine Runde um den Block oder ein paar Kniebeugen auf der Toilette Wunder wirken, um den Kopf wieder frei zu bekommen und den Blutzucker zu senken. Zudem werden die Körperzellen empfindlicher für Insulin. Probieren Sie es aus.

Wussten Sie, dass regelmäßige Bewegung die Stimmung aufhellt? Und dass dieser Effekt in manchen Fällen so stark sein kann wie die Wirkung eines antidepressiven Medikamentes? Noch dazu ist Bewegung kostenlos und frei von Nebenwirkungen.

Wer regelmäßig körperlich aktiv ist, kann zudem mit folgenden positiven Effekten rechnen:

- mehr Wohlbefinden
- ausgeglichenere emotionale Verfassung
- bessere Immunabwehr
- stärkeres Herz-Kreislauf-System
- stärkere Muskeln
- Hilfe beim Abnehmen oder Gewichthalten

Noch einmal zurück zur 10 000. Diese Zahl entstammt lediglich einer Werbekampagne eines Herstellers, der vor vielen Jahren ein Gesundheitsprodukt auf den Markt gebracht hat. Nicht mehr und nicht weniger. Diese Botschaft etablierte sich schließlich und hält sich bis heute hartnäckig. Es ist allerhöchste Zeit, mit diesem Mythos aufzuräumen.

Mittlerweile ist bewiesen, dass sich bereits 3000 bis 4000 Schritte pro Tag enorm positiv auf die Gesundheit auswirken. Welche Zahl von der Fachwelt empfohlen wird, spielt aber im Grunde nicht die entscheidende Rolle.

Viel wichtiger ist Ihre ganz persönliche Schrittanzahl. Diese gilt es als Referenzwert zu betrachten und zu steigern.

Orientieren Sie sich daran, wie viele Schritte Sie täglich zurücklegen. Um einen Überblick zu bekommen, erfreuen sich Schrittzähler immer größerer Beliebtheit. Sie sind als praktisches Armband oder über eine App auf Ihrem Smartphone nutzbar. Den Ausgangswert gilt es schrittweise zu erhöhen. In Ihrem eigenen Tempo und soweit es Ihre Gesundheit erlaubt. Mehr Schritte als am Vortag zu schaffen, kann unglaublich motivieren.

Vergleichen Sie sich dabei nicht mit anderen, die anscheinend viel mehr Schritte schaffen als Sie, sondern vorrangig mit sich selbst.

Wenn Sie es schaffen, statt 1000 Schritten pro Tag 2000 zu gehen, gratuliere ich Ihnen sehr herzlich. Sie tun damit etwas Wunderbares für Ihre Gesundheit.

«Bewegung» beinhaltet übrigens auch Alltagsbewegung: zum Bäcker oder zur Arbeit gehen, die gesamte Bewegung während Ihrer Arbeitszeit, im Garten die Beete auf Vordermann bringen oder Ihre Wohnung staubsaugen. Jede Bewegung zählt und tut Ihrer Gesundheit gut.

Lassen Sie sich nicht von der Empfehlung, «Sport treiben» zu müssen, abschrecken. Das wäre sehr schade, denn Sie müssen kein Abo im Fitnessstudio abschließen und kein schweißtreibendes Sporttraining absolvieren. Das ist absolut nicht notwendig. Jede Bewegung ist super, egal wo, wie und unter welchem Label. Bei Einschränkungen an Gelenken und Wirbelsäule sind viele Sportarten sowieso schmerzhaft oder überhaupt nicht möglich. Sich moderat im Alltag zu bewegen, geht aber im Regelfall noch sehr lange, auch im höheren Lebensalter und mit körperlichen Einschränkungen.

Selbsthilfe-Tipps

Aus welchen Gründen auch immer es Ihnen bislang schwergefallen ist, sich mehr zu bewegen, hier finden Sie wertvolle Ideen, die Sie in Ihrem Alltag sofort umsetzen können:

Optimale Zeitfenster nutzen. Planen Sie möglichst dann Bewegung ein, wenn Sie beschwerdefreie oder -arme Zeiten haben und Ihr Kalender es erlaubt. Nutzen Sie jedes noch so kleine Zeitfenster und jede Minute, die Sie erübrigen können. Es ist besser, sich öfter und kürzer zu bewegen, als länger und dafür seltener. Bewegung konkret zu planen, erhöht zudem die Wahrscheinlichkeit, das Vorhaben auch in die Tat zu umzusetzen. Welche Wochentage und welche Tageszeit sind für Sie besonders für zusätzliche Bewegung geeignet?

«Ja, aber ...»-Sätze eliminieren. «Ich würde ja gerne öfter spazieren gehen, aber das Wetter ...» ist eine prima Ausrede, um nicht aktiv werden zu müssen. Unser Gehirn ist sehr kreativ darin, uns Gründe zu präsentieren, von unserem Vorhaben abzulassen. Für welche Ausreden Ihres Gehirns sind Sie am empfänglichsten?

Sich im Vorfeld Lösungen überlegen. Versuchen Sie, Ausreden von vornherein keine Bühne zu bieten. Kaufen Sie sich eine schöne warme Jacke und bequeme Schuhe und suchen Sie für beides einen geeigneten Platz im Flur. Je öfter Sie dieses optische Signal sehen, desto höher ist die Wahrscheinlichkeit für einen Spaziergang. Denn ein Signal erinnert an das Ziel und hilft, Hürden zu überwinden.

Schwimmen, Wandern, Fitnessstudio: Was ist besser? Es spielt keine Rolle, welche Sportart Sie sich aussuchen. Ausschlaggebend ist, dass sie Ihnen Freude bereitet und gesundheitlich für Sie gut möglich ist. Dann fällt es leichter dranzubleiben.

Bewegung in den Alltag einbauen. Keine Zeit oder keine Möglichkeit für Sport? Kein Problem. Sich öfter ein Glas Wasser aus der Küche holen, verschiedene Dinge einzeln in den Keller tragen (und nicht alles auf einmal) oder die Wäsche auf dem Dachboden aufhängen – auch das ist Bewegung ohne zusätzlichen Aufwand. Hauptsache, Sie bewegen sich.

Variationsmöglichkeit: beim Spaziergang einen Schritt schneller gehen. Für manch einen sind gerade die höheren

Intensitäten motivierend. Für 1000 Schritte braucht man im Alltag normalerweise etwa 10 Minuten. Legen Sie doch einmal einen Zahn zu und gehen Sie die 1000 Schritte in 8 oder 9 Minuten. Das wäre bereits ein moderates Training.

Überforderung vermeiden. Egal was Sie tun, achten Sie gut auf sich und machen Sie nicht zu viel auf einmal. Einmal die Woche exzessiv Fahrrad zu fahren und das Fahrrad für die restliche Woche in den Schuppen zu stellen, ist weder sinnvoll noch gesund. Und kann den Blutzucker durch Überlastung sogar erhöhen, statt ihn wie erhofft zu reduzieren. Ihr Pensum müssen andere Menschen weder verstehen noch gut finden. Es sollte sich für Sie gut anfühlen und zu Ihrem Leben passen. Deshalb: langsam und in kleinen Dosen beginnen, beispielsweise mit dreimal die Woche für wenige Minuten Radfahren.

Ablenkung tut gut. Musik, Podcasts und Hörbücher sind wahre Motivationsbooster. Lauschen Sie Ihrer Lieblingsmusik, während Sie spazieren gehen. Entsprechende Rhythmen helfen, das Tempo zu halten oder es vielleicht auch etwas zu steigern. Genießen Sie einen interessanten Podcast, in dem beispielsweise eine halbe Stunde motivierende Themen aus der Diabetes-Welt besprochen werden. Lauschen Sie einem spannenden Krimi in Hörbuchform oder bilden Sie sich in Themen weiter, die Ihnen schon länger am Herzen liegen. So können Sie die Bewegungszeit wunderbar nutzen und tun nebenbei etwas Wertvolles für Ihre Gesundheit.

Erfolgsliste führen. Führen Sie sich sprichwörtlich vor Augen, welche kleinen Erfolge Sie bereits verzeichnen können. Wann immer Sie es schaffen, einen Spaziergang zu machen oder sich anderweitig zu bewegen, notieren Sie das auf einer Liste mit einem Strich oder kleben einen Sticker darauf. Was immer Ihnen gefällt. Platzieren Sie die Liste an einer gut sichtbaren und stark frequentierten Stelle in Ihrer Wohnung, sodass Ihr Blick im Tagesverlauf häufig darauffällt. Das stärkt zusätzlich und ganz nebenbei die Motivation.

Einfach machen. Nichts ist motivierender als Erfolgserlebnisse und herausfordernder als der erste Schritt. Unser Gehirn wägt ganz genau ab, ob sich eine Anstrengung lohnt oder mit unnötigem Aufwand verbunden sein könnte. Diese Phase wird in der Psychologie mit «Abwägephase» beschrieben. Meist werden Pläne dadurch verschoben.

Viele Menschen warten vergeblich darauf, Motivation für etwas zu bekommen. Dieser Moment tritt in den meisten Fällen nicht von selbst ein. Wir müssen loslegen, damit sich Motivation entwickelt.

Ein effektiver Trick: die Abwägephase des Gehirns geschickt übergehen, indem sie auf einen späteren Zeitpunkt verschoben wird.

Wichtig zu wissen: Motivation entwickelt sich durch Aktivität. Sie entsteht durch unser Tun und nicht durch Überlegungen im Vorfeld.

Die Probeminute: einfach beginnen

Ich möchte Ihnen jetzt eine Technik mit Wow-Effekt zeigen. Die sogenannte Probeminute, die ich sehr häufig einsetze und auch Ihnen nicht vorenthalten möchte. Diese Technik funktioniert übrigens wunderbar, auch wenn man weiß, *wie* sie funktioniert.

Die Probeminute lässt sich hervorragend bei allen Arten von unliebsamen Aktivitäten anwenden, die gemein haben, dass man sich nur schwer dazu aufraffen kann. Sie ist vielseitig einsetzbar, erfordert keinerlei Vorbereitungszeit und eignet sich ideal für das Thema Bewegung.

Und so gehen Sie vor:

- **Wählen Sie eine bestimmte Tätigkeit aus** wie spazieren gehen.
- **Treffen Sie entsprechende Vorbereitungen – ohne sich vorher Gedanken zu machen,** ob Sie dazu überhaupt Lust haben. Nehmen Sie sich vor, dies nur exakt eine Minute zu tun. Ziehen Sie sich Ihre Schuhe an, nehmen Sie Ihren Schrittzähler und gehen Sie nach draußen.
- Starten Sie die Zeitmessung und gehen Sie genau eine Minute spazieren. **Nach Ablauf der Minute überlegen Sie sich, ob Sie weitergehen möchten oder nicht.** Falls nicht, drehen Sie wieder um und gehen nach Hause.

Das war es schon. Was meinen Sie, passiert in den allermeisten Fällen?

Der Spaziergang wird fortgeführt und die Zeit draußen verlängert.

Und das ist die Erklärung: Wie wir wissen, entsteht Motivation durch Aktivität, hier beim Spazierengehen. Die Bewegungen zu fühlen, das Gezwitscher der Vögel zu hören, ein goldenes Abendlicht oder den Gruß einer Nachbarin zu sehen, frisch gemähten Rasen zu riechen – all diese positiven Sinneseindrücke haben eine Auswirkung auf den Körper. Wohlbefinden wird gesteigert, und es gibt ein Erfolgserlebnis – Motivation entwickelt sich. Das passiert sehr schnell, innerhalb von einer Minute.

Wichtig ist, einen Zeitmesser zu benutzen, um eine optische Rückmeldung zu erhalten, wie viel bereits geschafft wurde. Dann ist das Erreichte schwarz auf weiß sichtbar, was die Motivation weiter verstärkt.

Selbst-Check
Probeminute

Welche Aktivität können Sie sich vorstellen, möglichst bald mit der Probeminute zu testen?

....

....

....

....

....

KAPITEL 17: Veränderungswunsch: Gewicht reduzieren

Mehr als 90 Prozent der Menschen mit Diabetes Typ 2 sind übergewichtig. Während jedes zusätzliche Pfund mit negativen Auswirkungen auf Körper und Stoffwechseleinstellung einhergeht, entlastet andererseits jedes Pfund weniger die Bauchspeicheldrüse, wirkt sich positiv auf die Stoffwechseleinstellung aus und kann eine bestehende Medikation reduzieren.

Die Ursachen für Übergewicht

Positive Energiebilanz. Der Körper bekommt zu viel Energie durch Lebensmittel und verbraucht zu wenig in Form von Bewegung – dadurch entsteht ein Energieüberschuss. Wer mehr zu sich nimmt, als er verbraucht, nimmt zu. Oft genügen 50 bis 100 zusätzliche aufgenommene Kalorien pro Tag, die sich übers Jahr gesehen zu mehreren zusätzlichen Kilogramm summieren.

Essen ist überall und schnell verfügbar. Supermärkte präsentieren uns ein Überangebot an Lebensmitteln, die mit verkaufspsychologischen Tricks dargeboten werden. Dadurch soll der Kunde dazu verführt werden, mehr einzukaufen, als er eigentlich vorhatte. Zudem warten an allen Ecken und Enden Fast-Food-Stände, Restaurants und Bäckereien. Nach der Arbeit holen wir uns vom Supermarkt um die Ecke eine Tiefkühlpizza, denn wie viel schneller ist ein Fertiggericht aufgewärmt als ein Berg Gemüse geschält und gekocht. All das liefert viel zu viel Energie, aber wenig Nährstoffe, deshalb meldet der Körper bald wieder Hunger. So wachsen die Fettzellen – und meist bleiben sie.

Appetit wird oft mit Hunger verwechselt. Auf dem Weg zur Arbeit strömt der Duft von frisch gebackenem Brot aus der Bäckerei, und der würzige Geruch von schmackhaftem Dönerfleisch steigt uns in die Nase. Uns läuft das Wasser im Mund zusammen, auch wenn wir gerade etwas gegessen haben. Dann haben wir keinen echten Hunger, sondern nur Lust auf leckeres Essen. Besonders Gerüche sind in der Lage, intensives Verlangen nach Essen auszulösen.

Essen, um sich besser zu fühlen. Wir alle essen hin und wieder aus Langeweile, Stress, Frust, Traurigkeit, Einsamkeit oder als Trostpflaster – und nicht weil wir Hunger haben. Das sogenannte «emotionale Essen» ist ein normales menschliches Verhalten und weitverbreitet. Essen als Medikament, um unangenehme Gefühlszustände zu behandeln. Dieses Verhalten begünstigt eine Gewichtszunahme.

«Emotionaler» Hunger ist von «echtem» Hunger manchmal kaum zu unterscheiden und kann sich bei jedem Menschen anders anfühlen. Ein Hinweis auf emotionales Essen: Meist wird kein wirkliches Sättigungsgefühl erreicht.

Wie essen gelernt wurde. Es spielt nicht nur eine Rolle, was und wie viel wir essen, sondern auch warum und wie. Falsches Essverhalten und ungünstige Ernährungsgewohnheiten werden bereits im Kindesalter erlernt. Typisch ist die Aufforderung, den Teller leer zu essen oder Essen als Lob oder Strafe einzusetzen. Unser Elternhaus prägt unsere Ernährungsgewohnheiten unbewusst für lange Zeit.

Je unbeweglicher, desto träger. Zunehmendes Übergewicht hat Folgen. Je schwerer wir sind, desto anstrengender und beschwerlicher werden Bewegungen, was für noch weniger Bewegung sorgt. Selbst wenn die Essensmenge gleich bleibt, steigt durch den geringeren Energieverbrauch das Gewicht weiter an und führt zu noch mehr Unbeweglichkeit, was eine weitere Gewichtszunahme begünstigt.

Der Jo-Jo-Effekt. Nach einer Diät kann eine weitere Gewichtszunahme großen Frust auslösen und einen erneuten Veränderungswunsch torpedieren. Tatsächlich lernt der Körper durch eine Diät, mit weniger Kalorien auszukommen. Er läuft auf Sparflamme. Zudem wird unterschätzt, dass der Körper mit dem niedrigeren Gewicht weniger Energie benötigt, da es weniger Kilogramm sind, die versorgt werden müssen. Werden dann die alten Essgewohnheiten wieder aufgenommen, holt sich der Körper im Anschluss die verlorenen Kilos wieder zurück – plus Sicherheitszuschlag. So steigt mit jeder Diät das Gewicht (der sogenannte «Jo-Jo-Effekt») – ein Motivationskiller.

Was Sie gegen Übergewicht tun können

Ernährungs- und Bewegungstagebuch führen. Tägliche Aufzeichnungen bieten einen hervorragenden Überblick über eingefahrene Verhaltensroutinen, heikle Situationen und ihre Begleitumstände, die bislang unbemerkt geblieben sind. Bereits das Aufzeichnen führt oft zu überraschenden Erkenntnissen und Aha-Effekten. Denn: **Wir unterschätzen häufig, wie viel wir essen, und überschätzen, wie viel wir uns bewegen.**

Lebensstiländerung anstatt Diät. Gewichtsabnahme funktioniert nur mit einer dauerhaft umgestellten Ernährung, die schmackhaft und gut in den Alltag integrierbar ist. Ob Sie Süßes und gezuckerte Getränke reduzieren, Vollkornprodukte bevorzugen, mehr Gemüse und weniger tierische Produkte essen oder abends Kohlenhydrate weglassen, ist ganz Ihnen überlassen. Hauptsache, es passt dauerhaft gut für Sie.

Geduld haben und Zeit einplanen. Was langsam gekommen ist, darf auch langsam wieder gehen. Ein moderates Kaloriendefizit und regelmäßige Bewegung sorgen für den langfristigen Abnehmerfolg. 0,5 bis 1 Kilogramm pro Woche sind optimal, aber jedes Gramm weniger zählt bereits. Achten Sie aber nicht nur auf starre Zahlen, vielleicht bemerken Sie ja am Hosenbund einen größeren Fortschritt als auf der Waage. Oder Sie fühlen sich morgens fitter, wenn Sie die Treppe zum Büro nehmen. Im Übrigen kann es auch ein großer Erfolg sein, das Gewicht zu stabilisieren und nicht weiter zuzunehmen.

Was essen Sie gerne und wo können Sie Kompromisse eingehen? Die moderne Diabetologie orientiert sich an Ihren persönlichen Bedürfnissen und Möglichkeiten. So vielfältig die menschlichen Vorlieben sind, so ausgefeilter und individueller darf eine Ausgestaltung der Lebensstiländerung sein. Manchen Menschen fällt es leicht, abends Gemüse als gesunden Fernsehsnack einzubauen, während andere wiederum auf keinen Fall auf einen Latte macchiato verzichten wollen. Fragen Sie sich, wo und wann Sie am leichtesten Abstriche machen können.

Bei Verlockungen Zeit gewinnen. Wenn es irgendwo verführerisch nach gebratenem Fleisch oder frischen Backwaren duftet, ist eines wichtig: **sich Zeit verschaffen.** Hier sind einige Strategien:

- Wenn möglich, den Ort der Versuchung verlassen oder grundsätzlich einen Bogen darum machen.
- Innehalten, bis zehn zählen und tief durchatmen. Das verschafft etwas Zeit, in der Sie sich klar darüber werden können, ob Sie wirklich Hunger oder nur Appetit haben.
- Ein Glas Wasser oder eine Tasse Tee trinken kann Heißhunger verringern.

- Es lohnt sich immer, Ihr Lieblingssnackgemüse im Haus (oder bei sich) zu haben, wie Paprika, Karotten oder Kirschtomaten.
- Machen Sie sich bewusst, wie lange es noch bis zur nächsten Mahlzeit dauert. Fragen Sie sich, ob ein Snack jetzt gerade wirklich sein muss.

Emotionales Essen erkennen und Alternativen schaffen. Fragen Sie sich «Welches Bedürfnis habe ich gerade?». Suchen Sie Bedürfnisstiller, die nichts mit Essen zu tun haben. Hier sind einige Ideen:

- ein ausgiebiges Bad nach einem anstrengenden Arbeitstag
- ein kurzer Gang nach draußen nach einem Streitgespräch
- einen guten Freund anrufen, der Ihre Sorgen ernst nimmt und Ihnen zuhört
- einen kurzen Spaziergang machen
- eine leckere neue Teesorte ausprobieren oder ein Glas Wasser mit einer Scheibe Zitrone und einem Minzblatt trinken
- oder einfach nur Zähne putzen

Naschereien nicht als Trost nutzen, sondern bewusst und in Maßen genießen. Schokolade tröstet zwar prima und ist auch ein toller Ersatz bei Langeweile – allerdings nicht auf Dauer. Und Probleme löst sie sowieso nicht. Im Gegenteil: Es werden neue geschaffen, denn die Kalorien bleiben an den Hüften hängen und machen nachher zusätzlich Ärger. Machen Sie sich klar, dass Schokolade und Co. keine Belohnung und kein Trostpflaster sind, denn etwas Gutes tun Sie sich damit ganz gewiss nicht.

Hunger, Appetit und Sättigung unterscheiden. Warten Sie bis zum nächsten Essen, bis Sie sicher sind, «echten» Hunger zu haben und nicht nur Appetit auf etwas Bestimmtes. Untersuchen Sie, welche Körpersignale Sie wahrnehmen können, um Hunger und Appetit besser unterscheiden zu können. Dadurch bereiten Sie sich immer besser auf verlockende Situationen vor.

Familie und Freunde einbeziehen. Verbündete und Unterstützer sind beim Abnehmen ausschlaggebend, denn Menschen neigen dazu, sich den Ernährungs- und Bewegungsgewohnheiten ihrer Umgebung anzupassen. Ob gesünderes Kochen mit der ganzen Familie oder gemeinsame Walking-Treffen mit anderen, gemeinsame Aktivitäten verbinden und motivieren, denn gesunde Ernährung und Bewegung können andere sozial anstecken.

Kleine Änderungen haben große Wirkung. Schon durch kleine Anpassungen können Mahlzeiten kalorienärmer und nährstoffreicher gestaltet werden. Verändern Sie möglichst kleine Dinge, aber an mehreren Stellen. Denn diese summieren sich im Laufe der Zeit ganz von selbst, ohne große Anstrengung. Etwas weniger Limonade, ein klein wenig mehr Gemüse und etwas öfter die Treppe benutzen.

Für manche Betroffene ist es leichter umsetzbar, sich zu Beginn auf Getränke zu fokussieren und einen Teil der gezuckerten Getränke durch Wasser oder ungesüßte Tees zu ersetzen. Das Ziel: **jeden Tag ein paar Kalorien einsparen und ein paar Kalorien mehr verbrauchen.** An welchen Stellschräubchen könnten Sie drehen?

Ungesundes durch Gesünderes ersetzen. Einfach keinen Kuchen mehr zu essen – das ist nicht empfehlenswert. Besser: Nur ein kleines Stück nehmen oder den Kuchen in eine gesündere Alternative umwandeln. Was könnten Sie stattdessen essen? Erlaubt ist alles, was eine kalorienärmere oder gesündere Alternative darstellt. Anstatt einer ganzen Tafel Vollmilchschokolade könnten Sie diese durch eine dunklere Schokolade oder einen Teil der Schokolade durch Quark oder etwas Obst ersetzen. Halten Sie alternative Produkte vorrätig und griffbereit.

Eigene Einstellung untersuchen. «Wenn ich abnehme, muss ich auf alles verzichten» oder «Ich habe doch sonst nichts im Leben» sind typische Glaubenssätze, die Veränderungswünsche innerlich sehr effektiv sabotieren. Lebensqualität wird innerlich häufig mit üppigem und maßlosem Essen verbunden. Diese Verknüpfung gilt es zu lösen.

Fragen Sie sich:

- Ist meine Lebensqualität wirklich von maßlosem Essen abhängig?
- Ist das Leben nur lohnenswert, wenn ich so viel essen darf, wie ich möchte?
- Woher kommt meine Ansicht, mich beim Thema Essen ohne Einschränkungen gehen lassen zu dürfen?
- Bin ich es mir wert, einen gesünderen Lifestyle zu pflegen?

Besser ist es, Lebensqualität mit den eigenen Werten und der Gesundheit zu verknüpfen. Gewinnen wir nicht an Lebensqualität, wenn wir unseren Körper, unsere wichtigste Ressource, mit den besten und frischesten Nahrungsmitteln versorgen und ihn hegen wie ein wertvolles Gut?

Selbst-Check

Gewicht

Möchten Sie gerne Ihr Gewicht reduzieren?

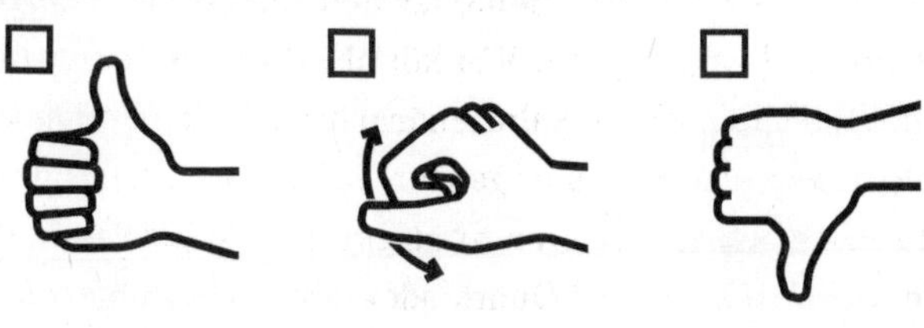

Welche Tipps könnten Sie sich vorstellen, in Ihrem Alltag umzusetzen?

....

....

....

....

....

....

....

Good to know

Adipositas: mehr als nur Übergewicht

Während Übergewicht bei einem Body-Mass-Index (kurz BMI genannt) von 25 beginnt, spricht man bei über 30 von Adipositas – eine über das Normalmaß hinausgehende Vermehrung des Körperfettes. Beim BMI wird das Gewicht mit der Größe eines Menschen ins Verhältnis gesetzt:

BMI = Gewicht in Kilogramm / Größe in Meter^2

Sie können ihn ganz leicht selbst ausrechnen (oder einen BMI-Rechner im Internet nutzen) und herausfinden, ob Sie übergewichtig sind. Der BMI ist ein weitverbreitetes Maß, das allerdings auch seine Schwachstellen hat. Er trifft beispielsweise keine Aussage über Körperfettanteil oder Fettverteilung. Dafür gibt es weitere Marker, wie das Taille-Hüfte-Verhältnis. Dennoch dient der BMI als guter Orientierungswert, vor allem im höheren Gewichtsbereich.

Was viele nicht wissen: Adipositas ist eine ernst zu nehmende chronische Erkrankung mit vielschichtigen Ursachen. Es ist kein kosmetisches Problem und erst recht kein Zeichen von Willensschwäche oder undiszipliniertem Verhalten. Wer an Adipositas erkrankt, hat neben einem höheren Risiko für Folgeerkrankungen auch ein erhöhtes Risiko, eine psychische Erkrankung zu entwickeln.

Für Menschen mit Diabetes und Adipositas kann es tatsächlich schwerer sein abzunehmen. Bei Adipositas ist die Insulinresistenz ein wichtiger Faktor, da das Hungergefühl und die Speicherung von Fett verstärkt sein können. Ein kaum vorhandenes Sättigungsgefühl und aus dem Ruder gelaufene Regulationsmechanismen erschweren zusätzlich jeden Versuch, Gewicht zu reduzieren. Auch Medikamente, die zur Diabetes-Behandlung eingesetzt werden, können zu einer Gewichtszunahme führen. Deshalb ist eine multimodale Behandlung notwendig. Sie können aber auch stets selbst etwas zu einem gesünderen Lebensstil beitragen, wie sich mehr zu bewegen.

KAPITEL 18: Veränderungswunsch: mit dem Rauchen aufhören

Knapp jeder vierte Erwachsene in Deutschland raucht, während jährlich etwa 120 000 Menschen an den Folgen des Tabakkonsums sterben. Das sind täglich so viele, wie in ein großes Flugzeug passen.

Es ist für Sie vermutlich keine große Überraschung, dass auch Diabetes und Rauchen keine gute Kombination sind. Rauchen ist ein unterschätzter Saboteur der Stoffwechseleinstellung.

> **Allen Menschen mit Diabetes wird empfohlen, mit dem Rauchen aufzuhören.**

Es ist eines der besten Dinge, die Sie für Ihre Gesundheit tun können. Als Diabetes-Betroffener profitieren Sie ganz besonders von einem Rauchstopp, da sich das ohnehin schon erhöhte gesundheitliche Risiko für Folgeerkrankungen mit dem Rauchen weiter erhöht.

Durch Nikotin, Zusatzstoffe und den Tabakrauch wird weniger Insulin produziert, und es kann zudem in den Zellen nicht mehr so gut wirken. Das begünstigt eine Insulinresistenz, wenngleich das Rauchen auf den Blutzucker keinen nennenswerten direkten Einfluss hat. Rauchen ist bei Menschen mit Diabetes mit einem höheren Langzeitblutzucker verbunden und einem insgesamt ungünstigeren Gesundheitsverhalten.

Was oft nicht bedacht wird: Durch das Rauchen können alle Organe im Körper geschädigt werden, nicht nur die Lunge, sondern auch der Mund- und Rachenraum, die Nieren und Blase. Je höher der Konsum, desto größer das Risiko für Erkrankungen.

Im Übrigen sind auch neue Tabakprodukte wie E-Zigaretten und Tabakerhitzer schädlich, wenn auch etwas weniger. Fruchtige Geschmacksaromen und das «Dampfen» suggerieren ein gesundes Lifestyleprodukt, denn die Tabakindustrie hat ein gesteigertes Interesse daran, dass Sie nikotinabhängig bleiben.

Dass Rauchen gesundheitsschädlich und teuer ist, ist hinlänglich bekannt. **Aber was macht einen Rauchstopp eigentlich so schwer?**

Nikotin macht **sehr schnell körperlich süchtig**. Es kommt in Sekundenschnelle im Gehirn an und gehört zu den am schnellsten süchtig machenden Stoffen der Welt. Nikotin sorgt für schöne Gefühle, die das Gehirn immer wieder haben möchte. Deshalb verlangt es Nachschub, am liebsten immer mehr und immer öfter.

Rauchen macht auch **psychisch extrem abhängig**. Es fällt schwer, in bestimmten Situationen auf eine Zigarette zu verzichten, in denen sie eine psychologische Funktion hat. Für die einen die gemütliche Zigarette nach dem Essen, für die anderen die Belohnungszigarette nach einem anstrengenden Termin, für manche Anlass für ein Gespräch und für wiederum andere, um Unsicherheiten zu überspielen. Während die körperliche Abhängigkeit bei einem Rauchstopp innerhalb weniger Tage vorbei ist, dauert die psychische deutlich länger.

Menschen schaffen es meist wunderbar, die negativen Folgen des Rauchens zu **verdrängen**, vor allem wenn sie noch viele Jahre in der Zukunft liegen. Allerdings auch, wenn sie bereits eingetreten sind.

Es gibt für Raucher **wenig gesellschaftlichen Druck**, da die Sucht nach der Zigarette immer noch zu wenig beachtet wird (im Gegensatz zur Alkoholabhängigkeit). Als Raucher gehört man überall dazu und hat einen ganz normalen Alltag, während in manchen Gruppen Rauchen sogar immer noch als cool gilt.

Weshalb Menschen rauchen

Folgende Gründe werden häufig genannt:

- «Rauchen entspannt mich so gut.»
- «Ich kann besser mit Stress umgehen.»
- «Ich kann mich besser konzentrieren.»
- «Es schmeckt mir einfach.»
- «Ich rauche, um die Langeweile zu vertreiben.»
- «Ich mag den Geruch.»
- «Rauchen ist attraktiv.»
- «Ich möchte mein Gewicht halten.»
- «Ohne Rauchen würde mir etwas fehlen.»
- «Ich würde das Aufhören eh nicht schaffen.»

Wahr ist: Durch das Rauchen einer Zigarette wird kein Stress reduziert und keine Entspannung ausgelöst. Es wird lediglich der Stress gelindert, der durch die Nikotinsucht ausgelöst wird, was als entspannendes Gefühl wahrgenommen wird. Ursache und Wirkung werden verwechselt. Im Grunde warten Raucher ständig auf die nächste Raucherpause, um die Entzugssymptome zu lindern, damit der Drang zu rauchen endlich aufhört. Diesen selbst verursachten Stress haben Sie nicht mehr, wenn Sie aufhören zu rauchen.

Weshalb Menschen mit dem Rauchen aufhören möchten

Rauchern ist oft nicht bewusst, dass sie bereits nikotinabhängig sind. Dass es sich um eine schwere Suchterkrankung handelt, merken sie spätestens dann, wenn sie versuchen, damit aufzuhören.

Die Gründe für einen Rauchstopp sind ebenso vielschichtig:

- sich mehr leisten können,
- sich freier fühlen,
- wieder mehr Kontrolle über das eigene Leben haben,
- keine Zigarettenpausen mehr herbeisehnen müssen,
- mehr Zeit haben,
- Laune nicht mehr abhängig von Zigaretten sehen,
- körperlich fitter sein,
- das Krebsrisiko mindern,
- mehr Attraktivität durch frischeres Aussehen und frischeren Atem,
- keine gelben Finger mehr.

Ein Rauchstopp erfordert zwar Durchhaltevermögen, ist aber durchaus gut zu schaffen. Rückblickend berichten ehemalige Raucher von einem befreienden Gefühl und erzählen, wie froh und stolz sie sind, nicht mehr abhängig zu sein. Wenn sie rauchende Menschen sehen, wird ihnen bewusst, dass sie Gefangene einer Sucht waren und nur in der Illusion gelebt haben, es freiwillig zu tun. «Gott sei Dank muss ich das nicht mehr machen» ist ein oft geäußerter Gedanke.

Ein Rauchstopp bringt viele Vorteile

Innerhalb kürzester Zeit reduzieren sich die gesundheitlichen Risiken. Bereits nach zwei bis drei Tagen verbessern sich Geschmacks- und Geruchssinn, und nach wenigen Wochen reduzieren sich die Risiken für Herzinfarkt und Schlaganfall deutlich. Nach wenigen Wochen verringern sich außerdem Müdigkeit und Husten, und das Atmen fällt leichter, denn die Lunge arbeitet wieder besser. Ihre Haut wird strahlender, und auch Ihre Haare sehen frischer aus. Sie fühlen sich stärker und gesünder.

Klingt das nicht verlockend?

Ihre persönlichen Grundannahmen und Wünsche aufzuspüren, ist entscheidend, wenn Sie einen Rauchstopp in Erwägung ziehen, denn sie sind Ihre Zugpferde auf dem Weg in ein rauchfreies Leben.

Finden Sie Ihre eigenen Gründe:

- Was sind Ihre guten Gründe fürs Rauchen?
- Gibt es etwas, was Sie am Rauchen stört?
- Was wäre besser, wenn Sie rauchfrei wären?
- Wofür wollen Sie rauchfrei werden?

Im Schnitt brauchen Raucher mehrere Anläufe bis zur Rauchfreiheit. Lassen Sie sich bei einem Rückfall deshalb nicht entmutigen: Sie sind die Regel, nicht die Ausnahme. Eine gute Vorbereitung hingegen erhöht Ihre Chancen ungemein.

12 Tipps für ein rauchfreies Leben

Kompetente Unterstützung lohnt sich, denn mit Hilfe geht es leichter. Ob durch Selbsthilfebücher, Nichtraucherkurse, Nikotinersatzpräparate, hilfreiche Apps oder psychologische Beratung bleibt Ihnen überlassen.

Ersparnisrechner benutzen. Wie viel Geld verqualmen Sie? Mit einem speziellen Rechner können Sie ganz leicht rausfinden, wie viel Geld Sie sparen würden, wie viele Zigaretten Sie Ihrem Körper ersparen und wie viel Zeit Sie gewinnen würden. Die finanzielle Ersparnis kann pro Jahr mehrere 1000 Euro betragen.

Konsumtagebuch führen. Beobachten Sie zunächst Ihr persönliches Konsummuster, indem Sie es konsequent aufzeichnen. Notieren Sie, wie viel Sie rauchen und auch in welchen Situationen. Vergessen Sie nicht, begleitend auftretende Gedanken und

Gefühle aufzuzeichnen. Welche Verhaltensmuster können Sie erkennen?

Schlüsselreize erkennen. Jedes Gewohnheitsverhalten beginnt mit einem Reiz, der den Griff zur Zigarette auslöst. In diesen Momenten ist die Versuchung am intensivsten: das Bild einer Anzeigentafel am Bahnsteig, der rauchende Kollege, der Pausenbeginn im Betrieb oder die Tasse Kaffee am Morgen. Machen Sie sich Ihre persönlichen Schlüsselreize im Alltag bewusst.

Alltagsrituale anders gestalten. Gewohntes triggert das Suchtgedächtnis. Finden Sie alternative Rituale, die mit dem neuen Kontext verbunden werden – und alte Schlüsselreize «überschreiben». Statt bei einer Tasse Kaffee zu rauchen, könnten Sie sie gegen einen schmackhaften Tee tauschen. Beim Warten am Bahnsteig könnten Sie sich an eine andere Stelle zum Warten stellen und zur Pausenzeit im Betrieb ein leckeres Frühstück essen, anstatt mit den Kollegen in die Raucherecke zu gehen.

«Gefährlichen» Situationen aus dem Weg gehen. Zumindest in den ersten Tagen ist es ratsam, Rauchertreffpunkte wie Stammtisch und Club zu meiden. Gehen Sie Nikotingeruch bewusst aus dem Weg. Planen Sie Tätigkeiten, bei denen es Ihnen leichtfällt, rauchfrei zu sein, und verbringen Sie Zeit mit nicht rauchenden Menschen.

Kleine Etappen planen und sich ablenken. «Heute bleibe ich rauchfrei» kann ein hilfreicher Gedanke sein. Versuchen Sie, so wenig wie möglich ans Rauchen denken. Lenken Sie sich ab, wenn die Sehnsucht nach einer Zigarette auftaucht. Am besten mit etwas, das Sie als angenehm empfinden oder das einen positiven Effekt hat, wie Zeitung lesen, etwas in die Hand nehmen, ein kurzes Spiel auf dem Smartphone spielen oder spazieren gehen. Hauptsache, die Gedanken werden auf etwas anderes gelenkt.

Partner und Freundeskreis einbeziehen. Liebäugeln Ihr Partner oder ein enger Freund auch mit einem Rauchstopp? Zusammen wäre es natürlich leichter, muss aber nicht unbedingt sein. Treffen Sie im Vorfeld gemeinsame Regelungen, die für alle Beteiligten gut passen, wie Rauchen nur auf dem Balkon oder in einem bestimmten Zimmer.

Von Anfang an auf das Gewicht achten. Nach einem Rauchstopp sinkt der Kalorienumsatz, was eine Gewichtszunahme wahrscheinlich macht. Steuern Sie deshalb von Anfang an mit etwas mehr Bewegung an der frischen Luft und ausgewogener Ernährung dagegen. Und falls doch das ein oder andere Kilo dazukommt: Rauchfrei zu sein, ist viel mehr wert.

Momente des Verlangens aushalten. Obwohl es sich anders anfühlen kann: Auch der stärkste Rauchimpuls ist in wenigen Minuten wieder vorüber! Diese Zeit gilt es zu überbrücken.

Mit **positiven Gedanken** wie «Ich bin stärker als die Zigarette» oder «Ich möchte ins Büro gehen und dabei gut Luft bekommen» gelingt das viel besser. Sich immer wieder die Vorteile des Rauchstopps vorzusprechen, motiviert zusätzlich. Auch Minz- oder Zitronenbonbons lutschen kann helfen.

Sich selbst belohnen. Ein Rauchstopp bedeutet auch, viel Geld zu sparen, für das Sie sich unbedingt etwas gönnen sollten: ausgiebig shoppen, zum Essen oder ins Kino gehen, sich ein neues Buch kaufen oder ein entspannender Thermenbesuch inklusive Massage.

Selbst-Check
Rauchen

Würden Sie gerne mit dem Rauchen aufhören?

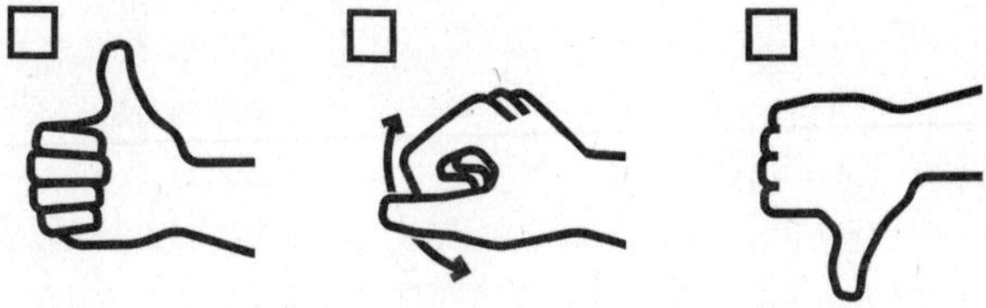

Was könnte für Sie ein guter Grund sein, mit dem Rauchen aufzuhören?

....

....

....

....

....

....

Welcher Tipp könnte für Sie am hilfreichsten sein?

....

....

....

....

....

....

TEIL D

Psychische Erkrankungen & Diabetes

Kurz & kompakt

In den kommenden Kapiteln erfahren Sie alles Wichtige über die drei häufigsten psychischen Begleiterkrankungen: Ängste, Depressionen und Essstörungen. Inklusive vieler Tipps, was Sie selbst dagegen tun können.

Diabetesbezogene Belastungen treten bei den meisten Betroffenen hin und wieder auf. Das ist ganz normal. Ab wann können wir aber von einer psychischen Erkrankung sprechen?

Dann, wenn Sorgen, Niedergeschlagenheit oder Ängste über längere Zeit vorhanden sind und Ihr Alltag dadurch zunehmend beschwerlich wird. Persönlicher Leidensdruck und eingeschränkte Lebensqualität sind wichtige Indikatoren für die Entwicklung einer psychischen Erkrankung. Viele wissen gar nicht, dass sie schon auf dem Weg in eine Depression, Angst- oder Essstörung sind.

Das Fatale daran: Eine negative seelische Verfassung hat eine direkte und unmittelbare Wechselwirkung mit dem Blutzucker. Leidet die Psyche, leidet auch die Blutzuckereinstellung. Und eine schlechte Stoffwechseleinstellung kann wiederum eine psychische Erkrankung begünstigen. So kann ein Teufelskreis entstehen.

Die gute Nachricht: Das lässt sich auch umkehren. **Wenn Sie gut auf Ihre Psyche achten, behandeln Sie damit auch Ihren Diabetes.** Wer an Wohlbefinden und seelischer Balance arbeitet, entspannt auch den Blutzuckerspiegel. Das ist trotz moderner Schulungen noch viel zu wenig bekannt. Betroffene reagieren erstaunt, wenn sich Werte und Stoffwechsellage schnell verbessern – und sie so wieder zu neuer Kraft finden. Es ist einfacher, als Sie denken. Der Schlüssel dazu sind Sie!

Seelische Erkrankungen werden übrigens oft erst spät erkannt, weil sich der ärztliche Fokus vorrangig auf körperliche Beschwerden richtet. Und Betroffene zudem nicht von sich aus von seelischen Beschwerden berichten, da sie nicht wissen, dass sie therapierelevant sein könnten. Seelische «Stoffwechsel-Saboteure» bleiben dadurch lange unentdeckt. Das hat sich in den letzten Jahren zwar verbessert, aber Menschen mit Diabetes werden immer noch zu wenig danach gefragt, wie es ihnen seelisch geht.

Leider ist das verborgene Potenzial der Psyche noch nicht ausreichend im Alltag der klassischen Diabetes-Therapie angekommen, daher auch dieses Buch, um den Betroffenen die folgenden Zusammenhänge selbst direkt zugänglich zu machen.

Selbst-Check

Wie ist Ihre allgemeine Grundstimmung (von temporären Höhen und Tiefen abgesehen)?

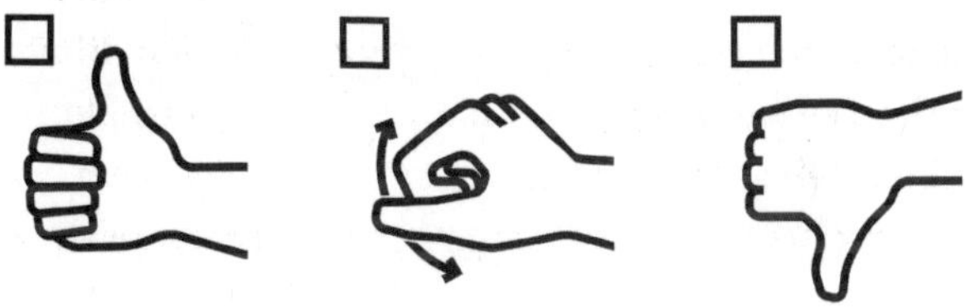

Werden Sie von Ihren Behandlern regelmäßig danach gefragt, wie es Ihnen seelisch geht?

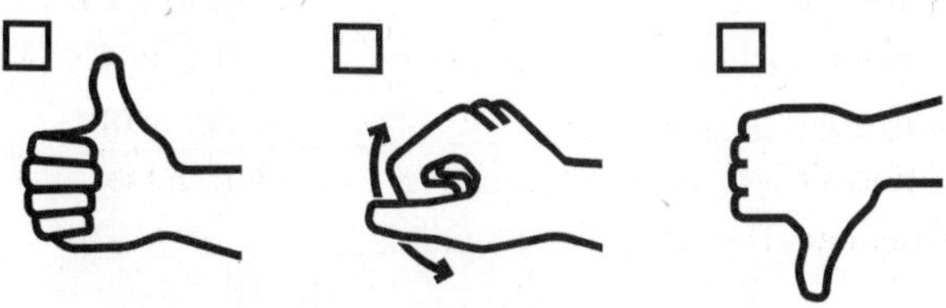

Mein Tipp: Erzählen Sie Ihrem Diabetes-Team grundsätzlich bei jedem Termin von Ängsten oder Sorgen – auch dann, wenn Sie nicht direkt danach gefragt werden.

KAPITEL 19: Wenn Diabetes Angst macht

Jeder fünfte Diabetes-Patient ist im Schnitt von hartnäckigen Ängsten betroffen. Viele wissen nicht, dass das für den Körper Dauerstress mit viel Adrenalin und Cortisol im Blut bedeutet. Diese Stresshormone führen zu einer Verschlechterung der Stoffwechsellage und fördern Folgeerkrankungen – paradoxerweise kann so also genau das eintreten, vor dem sich viele fürchten. Übrigens, auch wenn Sie gut auf Ernährung und Bewegung achten, können Ängste als unbemerkte Saboteure Ihre Stoffwechseleinstellung erheblich torpedieren.

Neben der Angst vor Folgeerkrankungen gibt es noch zwei weitere häufig vorkommende Krankheitsbilder: die Angst vor Unterzuckerungen und vor einer Insulintherapie.

Die Themenpalette an diabetesbezogenen Ängsten und Sorgen, die Stress auslösen können, ist breit. Oftmals besteht thematisch ein enger Bezug zur Erkrankung: von der Angst, in der Öffentlichkeit durch das Insulinspritzen unangenehm aufzufallen, über die Sorge, dass die Erkrankung im Job bekannt werden könnte, bis hin zur Befürchtung, bei einem Krankenhausaufenthalt nicht adäquat diabetologisch versorgt zu werden.

Wissenswertes zur Angstdynamik

Angst gehört zum Leben dazu, denn sie zählt wie Traurigkeit zu unseren angeborenen Grundgefühlen. Sie ist daher eine ganz normale und gesunde Gefühlsreaktion auf potenziell bedrohliche Situationen. Wir alle haben hin und wieder Angst oder machen uns Sorgen.

Das Gefühl von Angst fühlt sich meist unangenehm an, und wir schämen uns dafür. Dennoch ist sie nützlich, weil sie uns vor Gefahren schützt. Empfunden wird sie von jedem Menschen anders, und sie kann sich im Laufe der Zeit verändern, stärker werden oder sich auf andere Lebensbereiche ausdehnen.

Wann ist eine Angst übermäßig und behandlungsbedürftig? Wenn sie außer Kontrolle gerät, Sie sich in ihrem Alltag eingeschränkt fühlen und darunter leiden, wird Angst zum Problem. Die Grenzen sind dabei fließend. Übrigens sind Ängste nicht auf logischen Grundsätzen aufgebaut. Deshalb kann die reine Vernunft oftmals kaum etwas dagegen ausrichten.

Was zudem häufig zu beobachten ist: Ängste werden oft nicht erkannt, weder vom nahen Umfeld noch vom Diabetes-Team. Und auch Betroffenen selbst sind sie oft lange Zeit nicht bewusst.

Fazit: Zu viele Ängste sind nicht hilfreich bei der Diabetes-Therapie (zu wenige allerdings auch nicht).

Vermeidung ist der Schlüssel zur Angst. Da wir Ängste nicht unbedingt haben möchten, versuchen wir, sie und die mit ihnen verbundenen Situationen zu vermeiden. Dadurch klingen sie ab, und wir sind erleichtert. Das Fatale: Was zunächst hilfreich ist, führt dazu, dass die Angst regelrecht gedeiht, denn Vermeidungsverhalten hält Ängste aufrecht. Wer angstmachende Situationen vermeidet, kann nicht die Erfahrung machen, dass sie bewältigbar sind. Dann bleiben Erfolgserlebnisse aus, und die Angst bleibt. Das sorgt wiederum für weitere Vermeidung. Der Aktionsradius verkleinert sich.

Der erste Schritt bei allen Ängsten: sie wahrnehmen und darüber sprechen. Vertrauen Sie sich Ihrem Diabetes-Team an und sprechen Sie auch mit anderen Diabetes-Betroffenen.

Angst vor Folgeerkrankungen: das Gespenst in der Diabetes-Welt

Sie ist die klassische Nummer eins unter den diabetesbezogenen Sorgen und betrifft alle Menschen mit Diabetes.

Kennen Sie auch Schauergeschichten über Diabetes-Erkrankte, in denen es um Erblindung, Dialyse, amputierte Gliedmaßen oder Erektionsprobleme geht? Sie lösen angstmachende Bilder aus und werden oftmals lange Zeit im Gedächtnis abgespeichert. Da mögliche Spätfolgen im Alltag nahezu unsichtbar, kaum greifbar und doch vorhanden sind, wurden sie von einer Patientin als «Gespenst in meinem Alltag» bezeichnet.

Ein gewisses Maß an Sorge vor Folgeerkrankungen kann eine hervorragende Motivationsquelle sein, gut auf den Diabetes zu achten – nicht nur an den Tagen vor dem Besuch in Praxis oder Klinik, sondern auf Dauer. Sich zu viel zu sorgen, schadet jedoch mehr, als dass es nutzt.

Treten Folgeerkrankungen auf, wird das Leben erschwert, Fußerkrankungen können beispielsweise die Bewegungsmöglichkeit einschränken. Häufig nehmen bei Folgeerkrankungen Ängste zu, und auch depressive Reaktionen können sich eher entwickeln.

Fakt ist: Folgeerkrankungen können bei einer langen Diabetes-Erkrankung auftreten, und Gefäße können durch dauerhaft hohe Werte geschädigt werden.

Fakt ist aber auch: Das muss nicht zwingend bei jedem Patienten der Fall sein. Durch eine gute Stoffwechseleinstellung können Sie Ihre persönliche Risikokonstellation deutlich reduzieren.

Es ist völlig normal, hin und wieder Angst vor Spätfolgen zu haben. Es ist auch normal, vor dem Augenarzttermin nicht besonders gut zu schlafen oder sich Tage vor dem Diabetologentermin mehr Gedanken über die Blutzuckereinstellung zu machen. Sobald der Termin vorbei ist, klingt die Angst in ihrer gesunden Form in den folgenden Stunden oder Tagen von alleine ab.

So erkennen Sie übermäßige Angst

Häufig Blutzucker messen oder häufiger Blick auf den Sensorwert, hoher Teststreifenverbrauch.

Ständige Besorgnis um gute Blutzuckerwerte. Sie verwenden im Alltag viel Energie für Überlegungen, was noch gegessen werden darf und ob noch Bewegung eingebaut werden muss. Dadurch fühlen Sie sich am Abend ausgelaugt.

Schuldgefühle und Frust. «Was habe ich wieder falsch gemacht?» ist ein typischer Gedanke bei erhöhten oder schwankenden Blutzuckerwerten, kombiniert mit der Angst vor Folgeerkrankungen.

Vermeiden von hohen Blutzuckerwerten (und Inkaufnehmen von Unterzuckerungen). Betroffene fühlen sich in einem niedrigen hypoglykämienahen Bereich wohl, um sich vor Spätfolgen zu schützen. Die Folge: eine erhöhte Hyporate. Das Inkaufnehmen von Hypos bedeutet aber, sich mit einer Verschlechterung der Hypowahrnehmung zufriedenzugeben. Je öfter Sie unterzuckern, desto später machen sich Hyposymptome bemerkbar, weil sich der Körper daran gewöhnt – und desto öfter können Sie unterzuckern.

Auch umgekehrt möglich: schlechte Werte durch Verharmlosen und Vermeiden. Besonders Jugendliche nehmen die Erkrankung gerne auf die leichte Schulter und verhalten sich eher leichtsinnig. Aber auch nicht wenige erwachsene Diabetes-Betroffene zeigen sich nach außen hin sorglos und möchten sich gedanklich nicht mit Spätfolgen befassen. Sie seien ja sowieso nicht beeinflussbar, und die Gedanken daran belasten zu stark, so die Annahme. Doch damit wird natürlich das genaue Gegenteil bewirkt. Betroffene vermeiden Blutzuckermessungen, um nicht sehen zu müssen, wie schlecht es um die Stoffwechseleinstellung bestellt ist. Arztbesuche werden aus Angst vor schlechten Nachrichten hinausgezögert. Eine echte Auseinandersetzung mit unangenehmen Gedanken und Gefühlen wird damit aber verhindert. Und die Stoffwechseleinstellung verschlechtert – also das, was eigentlich vermieden werden soll.

Selbsthilfe-Tipps

Ziel: eine gute Stoffwechseleinstellung mit möglichst wenig Unterzuckerungen, um die Hypowahrnehmung zu verbessern.

Der Weg dorthin:

Den eigenen «Wohlfühl-Blutzucker» untersuchen. Bei welchem Wert fühlen Sie sich wohl und sicher? Niedrige Werte in kleinen Schritten erhöhen und «auffüllen».

Sich über moderne Diabetes-Behandlung informieren. Ob moderne Insuline, neue Medikamente, Glukosemesssysteme und automatisierte Insulindosierungssysteme, die Prognose einer Diabetes Erkrankung ist heute exzellent und durch viele medizinische Errungenschaften mit früheren Rahmenbedingungen einfach nicht mehr vergleichbar.

Zahlen realistisch einschätzen. Menschliche Gehirne neigen zum Überbewerten von Zahlen, besonders wenn ein Bezugsrahmen und damit einhergehend Vergleichsmöglichkeiten fehlen. Das Auftreten von Begleiterkrankungen wird von Betroffenen oft überschätzt.

Machen Sie sich bewusst: Folgeerkrankungen können auch ohne Diabetes auftreten. Zudem hat nicht jeder Diabetes-Betroffene dieselbe Risikokonstellation. Das bedeutet:

- Wenn 50 Prozent aller Dialysepatienten Diabetes haben, haben auch 50 Prozent *keinen* Diabetes.
- Wenn einer von vier Diabetes-Patienten ein diabetisches Fußsyndrom entwickelt, bedeutet das auch, dass die anderen drei *keines* bekommen.
- Wenn einer von 5000 Diabetes-Betroffenen pro Jahr erblindet, bedeutet das auch, dass die übrigen 4999 *nicht* erblinden.

Es handelt sich um statistische Wahrscheinlichkeiten, abgeleitet aus Studienergebnissen. Nicht mehr und nicht weniger. Die medizinische Wissenschaft liefert uns wertvolle Hinweise auf Zusammenhänge. Diese müssen aber nicht zwingend so eintreten, weil viele individuelle Faktoren einfließen. Es gibt auch Menschen mit Diabetes, die trotz langjähriger schlechter Stoffwechseleinstellung gar keine oder kaum Folgeerkrankungen haben.

Und: **Nicht jeder hohe Wert führt automatisch zu einer Folgeerkrankung.** Befürchtungen sind häufig an eine bestimmte Zahl gekoppelt, zum Beispiel: «Wenn mein HbA1c über 7 ist, muss ich später bestimmt an die Dialyse.» Es gibt aber keinen wissenschaftlichen Beleg dafür, dass mit einem erhöhten HbA1c eine Dialysepflicht zwingend einhergeht. Es muss nicht so kommen, sondern es handelt sich lediglich um einen Risikofaktor.

Gelassen mit Ängsten und Sorgen umgehen. Unser Gehirn hat die Angewohnheit, uns ständig Gedanken zu schicken, die überwiegend negativ getönt sind. Es möchte uns damit vor Gefahren bewahren und unser Überleben sichern. Wir können einen guten Umgang mit diesen Gedanken finden: nämlich, indem wir sie so annehmen, wie sie sich gerade präsentieren und ihre Funktion umdeuten. Gedanken haben Gutes im Sinn und möchten uns auf etwas aufmerksam machen. Und so können wir reagieren: «Hallo, Angstgedanke, da bist du ja wieder, danke, dass du mir Bescheid gibst.» Um anschließend innerlich hinzuzufügen: «Ich kümmere mich jetzt selbst um das Thema.» Das sorgt dafür, dass sich die Gedankenmaschine beruhigt.

Gut zu wissen: Egal in welcher Situation Sie sich befinden, Sie haben immer die Chance, Verlauf und Prognose der zusätzlichen Erkrankung durch eigenes Zutun günstig zu beeinflussen. Bereits eine geringe Verbesserung des Langzeitblutzuckers reduziert die Risiken deutlich.

Und das können Sie konkret tun:

- auf eine gute Stoffwechseleinstellung achten
- ausgewogene und gesunde Ernährung
- viel Bewegung
- Rauchverzicht
- Füße täglich auf Verletzungen untersuchen
- bei Wunden frühzeitig einen Arzt aufsuchen
- Kontroll- und Arzttermine wahrnehmen
- verordnete Medikamente regelmäßig einnehmen
- Ängste und Sorgen bei Ihrem Diabetes-Team ansprechen
- auf eine ausgeglichene seelische Balance und regelmäßige Auszeiten achten

Vergessen Sie nicht: Falls Sie bei Diagnostik und Therapie unsicher sind, steht Ihnen eine Zweitmeinung bei einem anderen Arzt zu.

Und selbst wenn ... Auch mit einer Folgeerkrankung ist das Leben nicht vorbei, denn sie sind heute in der Regel gut behandelbar. Es gibt immer Möglichkeiten, Folgeerkrankungen zu stoppen oder zumindest zu verlangsamen. Unabhängig von Spätfolgen: Sie profitieren immer, wenn Sie auf einen gesünderen Lebensstil achten.

Vertrauenspersonen können helfen. Viele Ängste verschwinden durch Gespräche mit Vertrauenspersonen, dem Diabetes-Team oder den Austausch mit anderen Betroffenen.

Was Diabetes-psychologische Unterstützung leisten kann

Wenn übersteigerte Ängste das Leben zunehmend bestimmen oder einschränken, kann eine psychologische Unterstützung sinnvoll sein, denn Ängste sind heute sehr gut behandelbar. Es gilt, einen persönlichen Weg zu finden und ein realistisches Maß an Angst zu entwickeln, das den Alltag nicht mehr permanent dominiert und Kraft kostet. Außerdem kann in einer Therapie darüber gesprochen werden, wie man mit potenziellen Folgeerkrankungen zurechtkommt und mit ihnen leben lernt.

Selbst-Check

Machen Sie sich übermäßige Sorgen um Folgeerkrankungen?

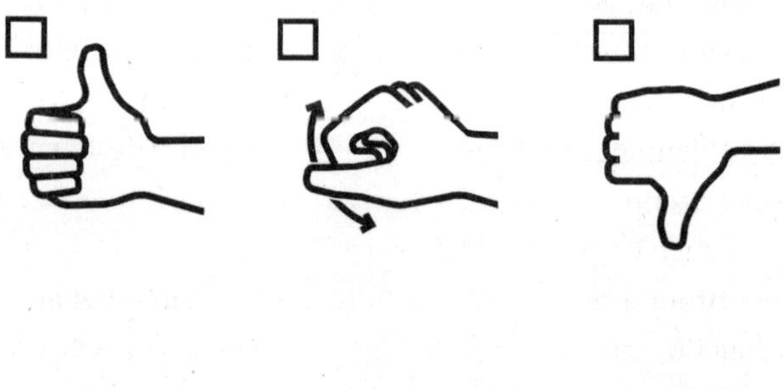

Wovor sorgen Sie sich am meisten?

....

....

....

....

Was hilft Ihnen am besten gegen sorgenvolle Gedanken?

....

....

....

....

Angst vor Unterzuckerungen

Unterzuckerung, auch Hypoglykämie (kurz «Hypo») genannt, ist eine Begleiterscheinung bei Menschen mit Insulintherapie oder insulinstimulierenden Medikamenten, wenn der Blutzuckerspiegel, beispielsweise nach Insulingabe oder zu geringer Kohlenhydrataufnahme, unter 70 mg/dl (3,9 mmol/l) sinkt. Das Gehirn reagiert empfindlich auf zu wenig Glukose und versucht, den Blutzucker durch Ausschüttung von Stresshormonen wieder zu erhöhen. Was wiederum zu unangenehmen Symptomen führt, die von Gereiztheit, Zittern, Schwitzen, Schwindelgefühl oder Unwohlsein bis hin zu Bewusstseinsstörungen, Verwirrtheit, Sehstörungen und Koma reichen können. Die Bandbreite möglicher Symptome ist groß, bei jedem Menschen anders und kann sich auch über die Zeit ändern.

Eine Unterzuckerung ist zwar sehr gut und leicht behandelbar, kann aber überall und zu jeder Zeit auftreten, am Arbeitsplatz, in der Fußgängerzone, auf dem Wochenmarkt, beim Autofahren, beim Einkaufen im Supermarkt oder einfach in der Nacht. Damit gilt es umzugehen, eine gewisse Angst davor ist deshalb ganz normal. Wenn jedoch das Denken nur noch um die potenzielle Unterzuckerungsgefahr kreist, spricht man von Hypoangst.

Das kann Hypoangst begünstigen

Schockierende Schilderungen, ob in einer Unterhaltung mit Bekannten oder in Schulungen von Mitpatienten, können viel auslösen. Besonders wenn man zum ersten Mal in einer Beratung davon hört, wird Patienten bewusst, dass Unterzuckerungen möglich sind. Diabetes-Berater und Ärzte müssen Sie zwar in Schulungen auf mögliche Folgen und Komplikationen hinweisen, können allerdings manchmal durch unglücklich gewählte Worte negative Szenarien im Kopf entstehen lassen. Manchmal genügt es auch, Schauergeschichten von Mitpatienten zu hören, in denen detailreich eine dramatische Hyposituation geschildert wurde. Aussagen wie «... plötzlich ins Koma fallen» können sich regelrecht einbrennen.

Eine bereits erlebte schwere Unterzuckerung. Sie kommt zwar selten vor, kann aber massive Ängste bei Betroffenen auslösen. Erschwerend kommt hinzu, dass die Situation von anwesenden Personen oft falsch eingeschätzt und beispielsweise als epileptischer Anfall oder Alkoholrausch missinterpretiert wird. Das möchten Betroffene nicht noch einmal erleben.

Niedrig angestrebte Werte. Das Ziel, möglichst niedrige, normnahe Werte anzustreben und gleichzeitig Unterzuckerungen zu vermeiden, ist das Diabetes-Dilemma schlechthin und bedeutet im Grunde die Quadratur des Kreises. Denn auch bei größtem Engagement und bestem Know-how gilt, je niedriger die Werte sind, desto größer ist die Wahrscheinlichkeit zu unterzuckern.

Übersteigertes Blutzuckermessen mit hohem Teststreifenverbrauch, häufiger Blick auf den Sensorwert. Wenn Sie das Gefühl haben, eine Unterzuckerung könnte sich anbahnen, tritt durch das Messen oder einen Blick auf den Sensorwert Erleichterung ein – und die Erkenntnis, dass alles in Ordnung ist. Nach ein paar Minuten kommt das Gefühl wieder und der Gedanke «Was ist, wenn sich der Wert geändert hat». Wieder messen Sie oder blicken auf den Sensorwert, wieder ist alles in Ordnung, wieder sind Sie erleichtert. Sollten Sie das mehrmals pro Stunde machen, oft verbunden mit der Angst, die Kontrolle zu verlieren oder umzukippen, hat sich vermutlich eine Angstdynamik entwickelt. Diese verstärkt sich selbst, denn durch das Messen regulieren Sie einen inneren Gefühlszustand: Der Anstieg des unangenehmen Angstgefühls und das sofortige Verschwinden nach der Messung fungieren als Verstärkung des Verhaltens. Die Situationen, in denen es besonders schwerfällt, auf Kontrollen zu verzichten, sind häufig mit emotional gefärbten Zuständen verbunden.

Niedrige Werte vermeiden und höhere Wert in Kauf nehmen. Typisch ist, bereits bei Werten gegenzusteuern, die sich noch im Normbereich befinden, beispielsweise bei 120 mg/dl (6,7 mmol/l) unruhig zu werden und einen Saft zu trinken. Obwohl ein erhöhter Blutzuckerspiegel zunächst eine vermeintlich gute Lösung ist, um sich vor Unterzuckerungen zu schützen, hat er leider einen hohen Preis. Denn die hohen Werte schädigen Gefäße und Nerven und erschweren eine gute Blutzuckereinstellung.

Sich in Watte packen. Weitere «Vorsichtsmaßnahmen» werden getroffen: Bewegung und Sport werden reduziert oder vermieden, größere Kohlenhydratmengen als erforderlich zu sich genommen oder weniger Insulin gespritzt. Die logische Folge:

Der Aktionsradius schränkt sich zunehmend ein, Kinobesuche, Verabredungen oder längere Autofahrten werden vermieden oder die Wohnung wird manchmal gar nicht mehr alleine verlassen.

Verwechslung anderer Unwohlgefühle mit Hyposymptomen, die für Verwirrung sorgen können. Schwitzen und Zittern sind unspezifische Beschwerdebilder, für die es auch andere Ursachen geben kann, wie körperliche Anstrengung, Aufregung oder eine ängstliche Stimmung – dadurch können Sie leicht verwechselt werden. «Wenn mir warm ist, denke ich sofort an eine Hypo, obwohl das meist überhaupt nicht der Fall ist», berichtete mir kürzlich eine Patientin. Diese mentale Verknüpfung gilt es zu lösen.

Symptome treten immer früher auf. Wenn erhöhte Blutzuckerwerte längere Zeit in Kauf genommen werden, um eine Unterzuckerung zu vermeiden, können bereits bei normalen Glukosewerten Hyposymptome auftreten, da die Symptomwahrnehmung sich nach oben verschoben hat. Bei Hyposymptomen im Normbereich spricht man deshalb auch von «Pseudounterzuckerung». Manche Patienten berichten bereits bei Werten zwischen 100 und 150 mg/dl (5,6 – 8,4 mmol/l) von ausgeprägten Hyposymptomen.

Das Gegenteil: Die Wahrnehmungsschwelle kann sinken, und Symptome werden spät bemerkt. Gerade bei Menschen mit Typ-1-Diabetes, die häufig Unterzuckerungen erlebt haben, werden adrenerge Symptome erst spät registriert, weil die Wahrnehmungsschwelle im Laufe der Zeit sinkt. Sie bemerken den Blutzuckerabfall deswegen erst dann, wenn der Glukosespiegel schon tief gesunken ist, manchmal erst bei Werten von 50 oder 40 mg/dl (2,8 oder 2,2 mmol/l), und werden durch die spät einsetzenden (neuroglykopenischen) Symptome von einer Unterzuckerung überrascht. Dadurch ist eine rasche Selbstbehandlung manchmal kaum mehr möglich.

Keine Sorge: Solange Sie adrenerge Symptome wie Schwitzen, Zittern und Schwäche noch wahrnehmen, haben Sie in aller Regel keine Hypowahrnehmungsstörung.

Selbsthilfe-Tipps

Unterzuckerungen akzeptieren. Es ist vollkommen normal, über Unterzuckerungen nachzudenken, und auch, sie als lästig und unangenehm zu empfinden. Ziel ist, sich ab und an Gedanken über Unterzuckerungen zu machen, aber keine übermäßige Angst zu haben.

Ängste auf realen Bezug untersuchen. Überlegen Sie, welche Ängste realistisch und welche übertrieben sind. Vor einer Autofahrt kann es sinnvoll sein, die Werte vorübergehend etwas höher zu halten, denn während der Teilnahme am Straßenverkehr sind Konzentration und Reaktionsvermögen gefragt. Diese können bei einer Unterzuckerung eingeschränkt sein. Aus Angst vor einer möglichen Hypo jedoch auf Bewegung oder Gesellschaft zu verzichten, ist nicht sinnvoll und auch nicht erforderlich. Denn beides tut Ihnen ausgesprochen gut.

Nichts vermeiden. Vermeidungsverhalten treibt jede Angst noch mehr an. Lassen Sie sich nicht von Ihren eigenen Gedanken ins Bockshorn jagen und setzen Sie sich bewusst mit Ihrem persönlichen Sicherheitsverhalten auseinander.

Die eigenen Hyposymptome kennenlernen, denn sie sind Ihre Warnsignale. Eine gute Schulung hilft, Unterzuckerungen beispielsweise durch Insulinkürzungen oder zusätzliche Kohlenhydrate vorzubeugen, mehr Kontrolle über Ihren Körper zurückzubekommen und sicherer zu werden. Eine Unterzuckerung kündigt sich übrigens in aller Regel an, und Sie haben ausreichend Zeit zu reagieren.

Weniger häufig den Blutzucker kontrollieren. Anstatt fünfzigmal am Tag auf Ihr Smartphone zu sehen, könnten Sie es mit vierzigmal versuchen. Sinnvoll können außerdem fest vorgegebene Messzeiten sein, zu denen Sie Ihren Blutzucker kontrollieren. So gewinnen Sie Zuversicht und machen die Erfahrung, dass nichts passiert, wenn Sie nicht messen.

Glukosemesssystem nutzen. Es macht Sie durch ein akustisches Signal auf sinkende oder tiefe Werte aufmerksam. Eine wunderbare Möglichkeit, Verantwortung abzugeben, besonders für die Nacht, denn Unterzuckerungen können so nicht mehr «verschlafen» werden. Zudem können Angehörige auf Ihre Daten zugreifen und sie im Blick haben. Testen Sie verschiedene Geräte und sprechen Sie auch mit Menschen, die bereits Erfahrung damit haben, denn ihre Tipps können zusätzliche Sicherheit geben und bei einer Entscheidung hilfreich sein. Gelegenheit hierzu gibt es reichlich in Gruppenschulungen oder im Wartezimmer Ihrer Klinik beziehungsweise Arztpraxis.

Blutzuckerzielbereich schrittweise reduzieren. Wie hoch ist Ihr «Wohlfühl-Blutzucker»? Falls Sie zu den Menschen gehören, die erhöhte Werte anstreben, setzen Sie sich ein Blutzuckerziel für die kommende Woche, das etwas niedriger liegt, als es Ihrem Wohlfühl-Blutzucker entspricht. Wenn Sie sich bei Werten um 220 mg/dl (12,2 mmol/l) wohlfühlen, könnte eine Reduktion auf 200 mg/dl (11,1 mmol/l) ein sinnvoller erster Schritt sein. Testen Sie diesen Wert und beobachten Sie Ihre Gedanken und Ihre Empfindungen.

Den eigenen Aktionsradius schrittweise vergrößern. Suchen Sie gezielt Situationen auf, die Sie bislang gemieden haben. Wenn Sie sich bislang keinen Spaziergang von mehr als 15 Minuten zugetraut haben, könnten Sie ihn auf 20 Minuten erweitern. Und wenn Sie sich nicht weiter als einen Kilometer von Ihrer Wohnung entfernt aufgehalten haben, können Sie ganz gezielt einen Supermarkt oder eine Bäckerei ein paar Meter weiter aufsuchen und dort eine Zeitung kaufen oder einen Kaffee trinken. Das gibt Ihnen mehr Sicherheit und Selbstbewusstsein.

Freunde und Bekannte als Hypoaufpasser einweihen. Gerade beim Sport, aber auch am Arbeitsplatz oder im Freundeskreis kann eine ausgewählte Person sinnvoll sein, die auf Hypoanzeichen achtet, mit Ihren Hyposymptomen vertraut ist und im Falle eines Falles helfen kann, die richtigen Maßnahmen einzuleiten.

Darüber reden. Ein gutes Ventil, ob mit Ihrem Diabetes-Team, Ihrem Diabuddy oder Ihrer Familie. Selbsthilfebücher und der Austausch über soziale Medien können hilfreich sein, haben aber natürliche Grenzen.

Bei Hypowahrnehmungsstörung: Nehmen Sie an einem Training zur Blutzuckerwahrnehmung teil, um die Hyposymptome wieder früher zu bemerken. Durch gezieltes Training stellen sich erste Erfolge oft bereits nach wenigen Wochen ein. Sprechen Sie Ihr Diabetes-Team auf ein geeignetes Training an.

Wann Diabetes-psychologische Unterstützung sinnvoll ist

Wenn übermäßige Ängste Ihren Alltag einengen, Sie Ihre Aktivitäten und Termine zunehmend um mögliche Unterzuckerungen herum planen oder sich einschränken und darunter leiden, sollten Sie sich kompetente Unterstützung suchen.

Die hinter einer Hypoangst verborgenen Themen liegen oft tiefer verankert, als es zunächst den Anschein hat. Diabetesgeschulte Therapeuten unterstützen Sie dabei, individuelle Themen aufzuarbeiten, damit Sie wieder mehr am Leben teilhaben. Zudem lernen Sie, besser mit Angstgedanken umzugehen und Ihrem Körper und auch der Diabetes-Technik mehr zu vertrauen.

Selbst-Check

Haben Sie häufig Angst vor einer Unterzuckerung?

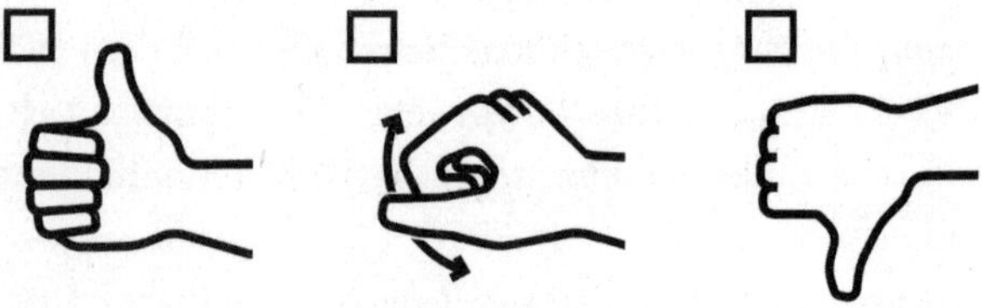

Wodurch macht sich die Angst im Alltag bemerkbar?

....

....

....

....

....

....

In welchen Situationen fällt es Ihnen besonders schwer, auf Messungen zu verzichten?

....

....

....

....

....

....

Angst vor Insulinbehandlung

«Bitte stellen Sie mich bloß nicht auf Insulin um», bekommen Ärzte oft zu hören, sobald eine Insulinbehandlung bei Diabetes Typ 2 ins Haus steht. Eine Behandlung mit Tabletten wird oft leichter akzeptiert. Sobald eine Behandlung mit Insulin angeraten wird, wird Diabetes für viele erst zu einem größeren Problem. Zahlreiche Menschen mit Diabetes stehen einer Therapie mit Insulin skeptisch gegenüber. Der Behandlungsbeginn wird trotz schlechter Stoffwechseleinstellung oft so lange wie möglich hinausgezögert. Da erhöhte Werte nicht wehtun, setzen sich viele erst mit Insulin auseinander, wenn der Langzeitwert gar nicht mehr runtergeht.

Viele Patienten schcuen einen Eingriff in die Lebensführung und möchten ihr Leben ohne einschneidende Vorschriften oder Einschränkungen weiterführen. Das ist verständlich und kann sie die neue Behandlungsform als Bedrohung empfinden lassen.

Angst vor Insulin zu haben, ist nicht unnormal, bestehende Hürden lassen sich aber in der Regel leicht beiseiteräumen. Ihr Diabetes-Team wird Sie umfassend darüber informieren. Lassen Sie sich überraschen!

Wissenswertes vorab

Wenn Mediziner mit Insulin drohen. «Wenn Sie so weitermachen, müssen Sie bald Insulin spritzen» oder «Dann werden Sie in zehn Jahren blind sein», wird Patienten leider immer noch häufig aus einer falsch verstandenen Motivationsidee heraus prophezeit, in der Hoffnung, sie dadurch zu besserer Mitarbeit zu bewegen. Ärzte haben zwar das Beste für Sie im Sinn, wählen aber manchmal die falschen Worte.

Im Grunde gilt jedoch das Gegenteil: «Wenn wir Ihre Blutzuckerwerte mit Medikamenten und Ernährung nicht in den Griff bekommen, gibt es immer noch eine wunderbare Möglichkeit, Ihre Werte und Ihr Wohlbefinden effektiv und rasch zu verbessern – mit Insulin.» Klingt das nicht viel besser?

Was oft nicht von Anfang an gesagt wird: Lässt mit zunehmender Erkrankungsdauer die Insulinproduktion der Bauchspeicheldrüse nach, können orale Medikamente nicht mehr ausreichen. Dann wird eine Insulintherapie angeraten, um den hohen Blutzucker zu senken. Ein gesunder Lebensstil und Medikamente können zwar oft noch lange ausreichen, um die Bauchspeicheldrüse zu entlasten. Wenn das nicht mehr genügt, um den Blutzucker im Normbereich zu halten, wird eine Insulinbehandlung notwendig. Empfohlen wird, diese frühzeitig zu beginnen, um die Bauchspeicheldrüse möglichst rasch zu entlasten, damit sie ihren Dienst länger verrichten kann.

Übrigens kann eine Insulintherapie manchmal auch nur vorübergehend notwendig werden, zum Beispiel im Rahmen eines Infektes, einer Operation oder während einer Schwangerschaft.

Was Betroffene zudem oft nicht wissen: Mit Insulin geht es Ihnen schnell deutlich besser, und der Langzeitblutzucker verbessert sich innerhalb kurzer Zeit. Das bedeutet, dass Sie sich sehr schnell wieder frischer fühlen und mehr Energie für Ihren Alltag haben. Der Einstieg in eine Insulintherapie verläuft zudem sanft, denn Sie müssen meist weniger oft spritzen.

Vergessen Sie nicht: Ängste können auch entstehen, wenn Sie Beängstigendes über die Insulinbehandlung anderer gehört haben. Das kann dafür sorgen, dass Gefahren einer Insulintherapie überschätzt werden und die positive Wirkung des Insulins unterschätzt wird.

Sich schuldig fühlen, weil man «versagt» hat. Wenn es nicht gelungen ist abzunehmen oder die Blutzuckerwerte nicht so gut sind wie gewünscht. Gedanken wie «Wie habe ich es so weit kommen lassen», die Vorwürfe an sich selbst beinhalten, sind typisch.

Sich mit Insulin erst richtig krank fühlen. Der unheilvolle Gedanke, das Endstadium einer Erkrankung erreicht zu haben, begleitet viele Patienten. Der Behandlungsbeginn mit Insulin wird als Indikator für den Schweregrad von Diabetes wahrgenommen, denn wir fühlen uns weniger krank, wenn wir «nur» Tabletten nehmen. Viele glauben zudem, mit Tabletten nur den «leichten» Diabetes zu haben. Die «Schwere» eines Diabetes hängt aber nicht von einer Insulinbehandlung ab, sondern davon, wie gut der Blutzucker eingestellt ist, um Folgeerkrankungen zu vermeiden. Und gerade mit Insulin gelingt es viel besser, den persönlichen Zielbereich zu erreichen.

Sich abhängig fühlen. Viele Betroffene glauben, eine einmal getroffene Entscheidung für Insulin nie mehr rückgängig machen zu können und abhängig zu sein. Das ist nicht der Fall.

Überzeugt sein, dass Insulin spritzen zu kompliziert ist, als dass man es lernen könnte. Die neue Therapieform ist zwar eine Umstellung und der Aufwand zu Beginn etwas größer, aber es wird Ihnen von Ihrem Diabetes-Team Schritt für Schritt gezeigt. Innerhalb kürzester Zeit werden Sie sich daran gewöhnen. Es ist viel einfacher, als Sie jetzt vielleicht denken.

Angst vor Unterzuckerungen unter Insulintherapie. Die Sorge, in der Lebensführung eingeschränkt zu werden und neuen Gefahren ausgesetzt zu sein, wie beim Autofahren oder Treppensteigen.

Angst vor Injektionen und deshalb Insulin ablehnen.

Niemand muss heute mehr mit einer Nadel Insulin aus einer Ampulle aufziehen. Es gibt moderne Insulinpens (Injektionshilfen ähnlich einem Füller). Die veraltete Vorstellung hat meist mit mangelnder Aufklärung zu tun, denn Injektionen sind viel weniger dramatisch, als Sie vielleicht denken.

Angst, in der Öffentlichkeit Insulin spritzen zu müssen. Eine Insulintherapie im Restaurant oder bei Treffen mit Freunden wird für die Außenwelt sichtbar. Menschen neigen dazu, nicht unangenehm auffallen zu wollen, und Betroffene möchten nicht unbedingt als «Diabetiker» erkannt werden, deshalb werden Restaurantbesuche oder Reisen manchmal vermieden. Bei einigen besteht auch die Sorge, fälschlicherweise als drogenabhängig wahrgenommen zu werden.

Angst vor einer Gewichtszunahme. Insulin ist kein Freibrief für hemmungsloses Schlemmen. Es stimmt, dass die Insulintherapie mit einer geringen Gewichtszunahme von wenigen Kilogramm verbunden sein kann. Und auch, dass leichte Unterzuckerungen den Appetit anregen können. Aber nicht das Hormon Insulin direkt macht dick, sonst gäbe es ja nicht so viele schlanke Menschen mit Diabetes Typ 1. Im Übermaß kann es allerdings zu einer Gewichtssteigerung führen, deshalb wird Ihnen nur so viel Insulin wie unbedingt notwendig verschrieben. Insulin normalisiert den Stoffwechsel wieder, sodass die zuvor nicht verarbeiteten Kalorien dem Körper wieder zur Verfügung stehen. Das bislang zu viel Gegessene wird nun nicht mehr ausgeschieden, aber das wäre auf Dauer sowieso nicht gesund gewesen. Der Vorteil: Mit Insulin werden Ihre Blutzuckerwerte rasch wieder besser, und das ist deutlich wichtiger als die vielleicht dazugekommenen Pfunde.

Selbsthilfe-Tipps

Machen Sie sich keine Vorwürfe. Sie sind nicht schuld an einer Insulinbehandlung, denn Diabetes ist eine fortschreitende Erkrankung (deren Verlauf Sie aber positiv beeinflussen können).

Bedenken Sie, dass eine Insulintherapie ein Privileg der heutigen Zeit ist, denn Insulin gibt es erst seit 100 Jahren. Bis zu seiner Entdeckung 1921 war Diabetes Typ 1 eine tödlich verlaufende Erkrankung, denn es gab kaum Behandlungsmöglichkeiten. Heute ist Betroffenen mit Insulin ein weitgehend normales Leben möglich.

Insulin ist effektiv. Es ist natürlich bequemer, Tabletten zu nehmen, als sich Insulin zu spritzen. Insulin ist vielleicht aufwendiger, aber dafür viel effektiver. Wobei es unterschiedliche Wege gibt, sich Insulin zu verabreichen. Die Therapie wird an Ihre Bedürfnisse angepasst.

Machen Sie sich die Vorteile einer Insulintherapie bewusst. Wenn Sie sich morgens wieder frischer und insgesamt leistungsfähiger fühlen, kann das unglaublich motivieren. Und so viel kann ich Ihnen verraten: Die positiven Soforteffekte überraschen viele.

Achten Sie von Anfang an auf Ihr Gewicht. Überlegen Sie, wo Sie Kalorien einsparen können. Dann hat eine Gewichtszunahme von vornherein keine Chance.

Moderne Schulung lässt Ängste schmelzen. Sich möglichst frühzeitig in einer Gruppenschulung mit dem Erkrankungsverlauf, modernen Insulinen und Injektionstechniken auseinanderzusetzen, ist sinnvoll, um die neue Behandlungsform schneller zu akzeptieren und Bedenken zu verringern. Die Angst vor einem Insulinpen verschwindet oft rasch, denn moderne Nadeln sind sehr fein geschliffen, unerwartet dünn und kaum spürbar. Betroffene sind oft überrascht und reagieren mit einem «Das war viel einfacher als gedacht». In einer guten Schulung erlernen Sie die Handhabung rasch und können sich schnell daran gewöhnen. Tauschen Sie sich mit anderen aus, um unterschiedliche Sichtweisen und Erfahrungswerte zur Handhabbarkeit einer Insulintherapie zu bekommen.

Hypos können vorkommen, das Risiko kann mit modernen Insulinen, Glukosemesssystemen und guter Schulung allerdings deutlich reduziert werden.

Insulin als gute Therapieoption betrachten. Der Gedanke an Insulin kann mit unangenehmen Vorstellungen verbunden sein. Um diese Verknüpfung zu lösen, wird Insulin mit einer positiven Sichtweise verbunden: eine unterhaltsame Runde mit Freunden, in der Sie auch mal einen leckeren Kuchen essen dürfen, leichter morgens aus dem Bett zu kommen oder nachmittags mehr Energie für die Kinder zu haben.

Setzen Sie sich mit Ihren Befürchtungen auseinander. Manchmal rennen unsere negativen Gedanken einfach drauflos. Wir malen uns fast automatisch den schlimmsten Lauf der Dinge aus und bleiben gedanklich in diesem Szenario hängen. Fragen Sie sich:

Was könnte schlimmstenfalls passieren, und wie wahrscheinlich ist das?

Ist dieser Befürchtungsgedanke hilfreich für eine gute Entscheidung?

Dadurch gewinnen Sie innerlich mehr Distanz zu Ihren Gedanken. Registrieren Sie Ihre Gedanken, lassen Sie sich von Ihnen aber nicht ins Bockshorn jagen und sprechen Sie sich selbst Mut zu.

Entscheiden Sie sich bewusst und aktiv für Insulin. Wenn wir uns selbst für eine Option entscheiden, sind wir eher bereit, etwas zu akzeptieren, und können mit Veränderungen besser umgehen. Einfach, weil wir diese Entscheidung selbst getroffen haben.

Machen Sie einen Versuch, um Vertrauen zu gewinnen. Was halten Sie davon, für ein paar Wochen eine Insulintherapie auszuprobieren, um sich selbst ein Bild davon zu machen? Sie können jederzeit wieder damit aufhören, denn Insulin macht nicht abhängig.

Was Diabetes-psychologische Unterstützung leisten kann

Insulinängste sind in den meisten Fällen eher Bedenken und selten behandlungsbedürftig. Wenn Sie trotz schlechter Stoffwechseleinstellung aus Angst eine Insulinbehandlung ablehnen und gegebenenfalls sogar Arzt- und Kontrollbesuche vermeiden, sollten Sie sich kompetente Unterstützung suchen. Ein zielführender Schritt kann Diabetes-psychologische Unterstützung sein, denn damit bestehen sehr gute Chancen, übermäßige Ängste rasch wieder loszuwerden. Dort lernen Sie, Vertrauen in die Behandlung zu bekommen und die Erkrankung besser anzunehmen.

Selbst-Check

Haben Sie Angst vor einer Behandlung mit Insulin?

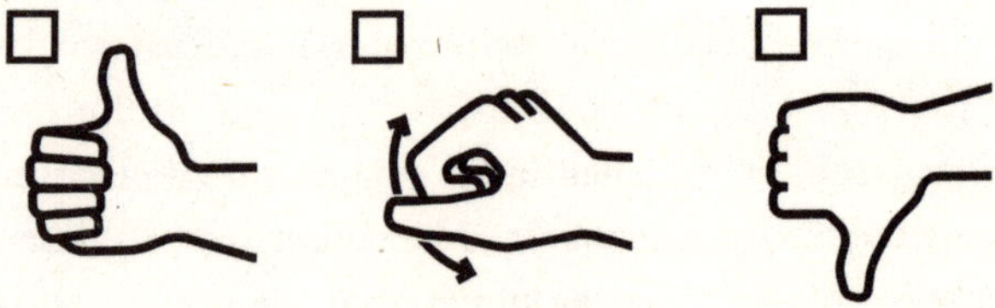

Worin bestehen Ihre Sorgen genau?

Welcher Selbsthilfe-Tipp spricht Sie am ehesten an?

KAPITEL 20: Diabetes-Burnout & Depressionen / «Diapression» – Unterschiede, Ursachen und die Kraft der Gedanken

Bekommen Sie immer alles unter einen Hut? Stress im Job, krankes Kind, Chaos daheim – und sich dann auch noch um Blutzuckerwerte und Arztbesuche kümmern müssen. Diabetes ist ein zusätzlicher Job. Neben den stressigen Alltagsdingen auch noch die aufwendige Diabetes-Behandlung im Blick haben zu müssen, kann auf Dauer zu einem Gefühl des Ausgebrannt-Seins, zum sogenannten Burnout, führen. Früher als die «Krankheit der Fleißigen» bezeichnet, ist heute klar, dass nicht nur der Beruf zur Erschöpfung führen kann. Auch Diabetes-Patienten scheinen besonders anfällig dafür zu sein. Das hat Auswirkungen auf die Stoffwechseleinstellung.

So können Sie in ein Diabetes-Burnout geraten

Der Weg in ein Diabetes-Burnout bleibt lange unentdeckt und entwickelt sich oft über viele Wochen, Monate oder Jahre hinweg. Am ehesten bemerken die engsten Angehörigen, dass etwas aus der Balance geraten ist. Nach außen sichtbar wird ein Burnout für Außenstehende meist plötzlich und überraschend, wie «über Nacht».

Sei es eine dauerhafte Überlastung durch schwer einstellbaren Diabetes mit Blutzuckerschwankungen plus Unterzuckerungen, die persönliche Neigung, alles perfekt machen zu wollen, ein Gefühl der Hilflosigkeit oder sich einfach zu überfordern – die

Ursachen für ein Diabetes-Burnout können ganz unterschiedlicher Natur sein. Jeder Mensch verfügt über eine bestimmte Energiemenge, die ihm zur Verfügung steht, an manchen Tagen mehr, an anderen weniger. Es ist daher kein Wunder und völlig okay, ab und an müde und ausgelaugt zu sein.

Der Weg in das «Burnout-Hamsterrad» führt darüber, sich über lange Zeit mit einem Übermaß an Engagement um den Diabetes zu kümmern. Betroffene «brennen» anfangs regelrecht für die Diabetes-Therapie, um gute Ergebnisse zu erzielen – aus den unterschiedlichsten Gründen. Dem Diabetes-Team einen tollen Langzeitblutzucker präsentieren zu können, kann ein gutes Gefühl verleihen. Menschen, die dazu neigen, sich über Leistung und Wertschätzung von anderen zu definieren, scheinen grundsätzlich anfälliger zu sein. Hinter Perfektionismus steckt zudem häufig der Wunsch, jedem gerecht werden zu wollen. Dadurch gehen Betroffene weit über ihr Limit hinaus. Was zu Beginn empfehlenswert und durchaus sinnvoll ist, kann irgendwann kippen und ungesund werden. Denn durch ein permanentes Zu-viel-Machen geht den meisten Menschen irgendwann die Puste aus. Betroffene geraten dann an eine unsichtbare Grenze.

Meist ist eine ausgeprägte Neigung, alles perfekt machen zu wollen, mit einem Burnout verbunden, oft in Kombination mit einer geringen Fehlerakzeptanz. Das sogenannte Schwarz-Weiß-Denken, eine Tendenz, in Extremen zu denken, ist zusätzlich häufig vorhanden. Gedanken wie «Entweder ich habe auf Dauer gute Werte oder ich bin ein Versager» sind typisch.

Was würden Sie sagen, wie sehr neigen Sie selbst zu Perfektionismus?

Wenn Belohnungen auf Dauer fehlen, wandelt sich der anfängliche Eifer in Frustration. Die Diabetes-Therapie wird zur Last und kostet mehr Energie als bisher, was erschöpft und auslaugt.

Zudem fühlen sich Betroffene für erhöhte oder schwankende Werte verantwortlich. Gedanken wie «Es läuft doch, ich schaff das schon» halten von einer Situationsanalyse ab und letztendlich das Hamsterrad in Bewegung. Selbstwertgefühl und Wohlbefinden sind mit dem Gelingen der Diabetes-Therapie eng verknüpft: Schlechte Werte bedeuten schlechtes Befinden, während gute Werte gutes Befinden zur Folge haben.

Kostet Sie die Therapie mehr Kraft als früher?

Mit zunehmender Erschöpfung schwindet das Engagement, während die Erwartungshaltung an die Umwelt wächst. Betroffene fühlen sich zunehmend von ihrer Erkrankung eingeengt und können einen regelrechten Widerwillen gegen die Diabetes-Therapie entwickeln. Wenn Sie das Messen zunehmend nervt, zeigt das eine gewisse Frustration gegenüber dem täglichen Umgang mit der Krankheit. «Ich bin einfach nicht frei», beschrieb erst kürzlich eine Patientin. Dieser Zustand kommt oft einer «inneren Kündigung» gleich. Man beginnt zu resignieren und kümmert sich nur noch minimalistisch um die Erkrankung. Betroffene stumpfen emotional ab, werden zynisch gegenüber Diabetes und weniger feinfühlig gegenüber den Mitmenschen. Ein Warnzeichen kann auch sein, wenn Betroffene nicht mehr über ihre Erkrankung sprechen möchten.

Die Symptome, die mit einem Burnout verbunden sind, können denen einer Depression ähneln. Obwohl beide Zustände Überschneidungen aufweisen, gibt es doch Unterschiede.

Daran können Sie ein Diabetes-Burnout erkennen

- **Tiefgreifende Erschöpfung,** die sich auch durch Ausschlafen am Wochenende oder einen Urlaub nicht wirklich bessert.

- **Weniger auf den Diabetes achten,** seltener messen, mehr essen, Insulin nicht mehr nach dem persönlichen Schema spritzen oder ärztliche Kontrolltermine aufschieben.
- **Selbstabwertende Gedanken und negative Gefühle:** Besonders nachts können Grübelgedanken für schlechten Schlaf sorgen.
- **Mentale Distanz zur Erkrankung,** sich wie fremdgesteuert fühlen oder zynische Bemerkungen über den Diabetes machen.

Das können Sie tun, wenn Ihnen alles über den Kopf wächst

Hinsehen und annehmen. Machen Sie sich bewusst, dass etwas aus der Balance geraten ist. Nehmen Sie besorgte Rückmeldungen von Partner und Familie ernst, denn Angehörige bemerken eine seelische Schieflage oft viel früher als Betroffene selbst.

Ist-Zustand analysieren. Bewerten Sie Ihre momentane Situation. Wie viel Energie benötigen Sie am Tag für Ihre Diabetes-Behandlung? Wie viel Energie steht Ihnen in der Realität dafür zur Verfügung?

Perfektionismus loslassen. Seien Sie nicht zu streng mit sich, denn Sie müssen nicht perfekt sein – und Ihre Werte auch nicht. Auch bei einer guten Stoffwechseleinstellung kommen Ausreißer nach oben oder unten vor.

Das Leben entschlacken. Befreien Sie sich von kräfteraubenden Baustellen und schwelenden Konflikten, bei denen Sie nichts erreichen können. Kämpfen kostet Energie. Je weniger Baustellen Sie haben, desto mehr Energie steht für die Diabetes-Therapie zur Verfügung.

Für Ausgleich sorgen. Platzieren Sie jeden Tag mehrere Entspannungsinseln, um zur Ruhe zu kommen. Ob eine kurze Yogaübung oder Mediation, ein Abstecher in die Kirche oder ein paar Minuten auf einer Bank in der Sonne, kann jeder nach eigenem Geschmack entscheiden. Wenige Minuten Auszeit genügen jeweils.

Nein sagen lernen. Lehnen Sie an Sie herangetragene Aufgaben öfter ab. Nein sagen ist nicht egoistisch (und selbst wenn es egoistisch wäre, dürfen Sie ruhig egoistischer sein). Jedes Nein an andere ist ein Ja zu sich selbst.

Frühzeitig gegensteuern. Ob Vertrauensperson, Diabuddy oder Diabetes-Team, vertrauen Sie sich so früh wie möglich jemandem an. Je früher Sie gegensteuern, desto eher vermeiden Sie, dass die Beschwerden chronisch werden.

Sich vernetzen. In den sozialen Medien, in Schulungen und Selbsthilfegruppen gibt es viele Möglichkeiten zum Austausch mit anderen Betroffenen.

Wissen entlastet. Eine gute Schulung wirkt emotional ausgleichend und lässt Sie im Alltag besser mit Ihrer Erkrankung zurechtkommen.

Sich mit Menschen umgeben, die guttun. Meiden Sie, wann immer möglich, anstrengende Menschen, die Sie Kraft kosten, und fokussieren Sie sich auf die, die Ihnen Kraft geben.

Veränderung in kleinen Schritten – das können Sie in Ihrem Alltag tun:

- Anstatt dreißigmal pro Tag Ihre Glukosewerte zu kontrollieren, könnten Sie das nur zwanzigmal pro Tag tun.
- Und auch umgekehrt gilt: Anstatt Ihren Blutzucker nur einmal am Tag anzusehen, könnten Sie das zwei- oder dreimal tun.

Burnout oder Depression?

Burnout ist im Augenblick zwar in aller Munde, doch als klassische Diagnose im aktuellen Erkrankungskatalog existiert es nicht. Manchmal mündet ein Burnout irgendwann in eine Depression. Und manchmal steckt von Anfang an eine Depression hinter einem Burnout-Syndrom, denn beide ähneln sich sehr und sind auch von Experten zu Beginn oft schwer auseinanderzuhalten. Zudem erhalten Patienten viel lieber die elegantere Diagnose Burnout (die auch vom Umfeld leichter akzeptiert wird) als die unbeliebte Diagnose Depression, die nach wie vor negativ behaftet ist.

Depressionen / «Diapression»: mehr als ein Burnout

Einer von zehn Diabetes-Erkrankten ist aktuellen Schätzungen zufolge in Deutschland von einer Depression betroffen, das entspricht rund einer Million Menschen. Das Risiko ist dementsprechend doppelt so hoch wie beim Rest der Bevölkerung. Im Gegensatz zum Burnout handelt es sich bei der Depression um eine klassische seelische Erkrankung. Durch das gehäufte Auftreten von Diabetes und gleichzeitiger Depression und ihre ungünstige wechselseitige Verstärkung wird die Erkrankung seit einiger Zeit auch als «Diapression» bezeichnet.

Frauen sind häufiger betroffen als Männer, da sie einerseits dazu neigen, eher über Stimmungseinbrüche zu reden, und sie andererseits in den Familien nach wie vor für Versorgung und Pflege von Familienmitgliedern zuständig und zusätzlichen Belastungen ausgesetzt sind. Im Übrigen haben Frauen mit einem Schwangerschaftsdiabetes ein deutlich erhöhtes Risiko für eine Wochenbettdepression, die innerhalb des ersten Monats nach einer Geburt auftreten kann.

Nur eine «Verstimmung» oder schon eine Depression?

Im Schnitt leidet jeder vierte Diabetes-Betroffene unter einer depressiven Verstimmung, einer trüben Gemütsverfassung. Obwohl im alltäglichen Sprachgebrauch mit «Ich bin heute so depressiv» oft ausgedrückt wird, dass wir uns nicht wohl oder niedergeschlagen fühlen, handelt es sich dabei noch lange nicht um eine Depression. Häufige Auslöser für Verstimmungen und Stimmungsschwankungen sind eine momentane Belastung, hohe Blutzuckerwerte oder auch Blutzuckerschwankungen. Diese klingen nach ein paar Stunden oder Tagen von selbst wieder ab. Wenn sich der Trübsinn jedoch verstärkt, länger andauert und sich auch durch Gespräche mit Bezugspersonen nicht bessert, sollten Sie aufmerksam werden.

Grundsätzlich gilt bei Depressionen:

- Sie haben nicht versagt und sind nicht schuld, wenn Sie an einer Depression erkranken. Es ist eine Erkrankung.
- Es wirken stets mehrere Faktoren zusammen, es gibt nie nur eine bestimmte Ursache.
- Eine Depression kommt oft auf leisen Sohlen und entwickelt sich schleichend (ebenso wie ein Burnout).

Ursachen von Depressionen

Was eine Depression verursacht, ist individuell verschieden. Meist handelt es sich um mehrere Faktoren, die in Kombination auftreten.

Stressfaktor Diabetes: Die aufwendige und anspruchsvolle

Selbstbehandlung im Alltag ist nicht zu unterschätzen. Zudem ist sie, auch bei guter Stoffwechseleinstellung, immer wieder mit Misserfolgen und einem Gefühl des Scheiterns verbunden (was objektiv gesehen oft überhaupt nicht der Fall ist).

Vergessen Sie nicht: Bei Diabetes ist zwei plus zwei eben nicht immer vier, sondern an manchen Tagen drei und an anderen wiederum fünf oder vielleicht sechs.

Besondere Depressionsneigung besteht ...

- ... nach der Diagnosestellung Diabetes,
- ... nach schweren Unterzuckerungen,
- ... wenn sich Folgeerkrankungen einstellen oder verschlechtern,
- ... bei Erweiterung der Behandlung auf Insulintherapie.

Biochemische Veränderungen im Gehirn: Bestimmte Botenstoffe, wie zu wenig Serotonin, verursachen ein Ungleichgewicht. Neueste Erkenntnisse lassen zudem vermuten, dass vom Körper Stoffe gebildet werden, die latente Entzündungsprozesse an großen und kleinen Gefäßen verursachen und so eine Insulinresistenz begünstigen können. Diese Entzündungen tragen zur Depressionsentstehung bei. Eine Depression bedeutet also nicht nur schlechte Laune und Müdigkeit, sondern geht mit weitreichenden biochemischen Veränderungen im Körper einher.

Neben einer Diabetes-Behandlung und Veränderungen im Gehirn können viele weitere körperliche und seelische Faktoren zur Entwicklung einer Depression beitragen: Konflikte und Schicksalsschläge, Überforderung, Einsamkeit, Schmerzen und genetische Faktoren.

Daran können Sie eine Depression erkennen

Bei einer Depression können verschiedene Symptome in unterschiedlichen Konstellationen vorhanden sein – sie hat viele Gesichter. Das macht es so herausfordernd, sie zu erkennen. Grundsätzlich gilt, dass die Beschwerden länger als **zwei bis drei Wochen anhalten** müssen. Hier sind die wichtigsten Symptome:

Leitsymptome

- Niedergeschlagenheit bis Gereiztheit
- Interessenverlust
- Antriebslosigkeit, Erschöpfung und bleierne Müdigkeit

Weitere Symptome

- Schlafstörungen
- Weniger Appetit
- Konzentrationsprobleme
- Mangelndes Selbstwertgefühl und Selbstvertrauen
- Schuldgefühle
- Hoffnungslosigkeit bis hin zu Lebensmüdigkeit

Oftmals fällt es Betroffenen schwer, morgens aufzustehen, während die Beschwerden im Tagesverlauf nachlassen, was gemeinhin als Morgentief bezeichnet wird. Belastende Sorgen und Gedankenkreise stören den nächtlichen Schlaf. Bei manchen ist eine belastende Unruhe vorhanden, während andere wiederum viel mehr schlafen als zuvor. Viele können kaum mehr etwas essen, während andere kaum damit aufhören. Außerdem können Kopfschmerzen oder Verspannungen im Rücken hinzukommen.

Bei Diabetes-Patienten kann ein Teufelskreis entstehen: Durch fehlende Kraft und Motivation fällt es schwerer, jeden Tag gut auf den Diabetes zu achten, wodurch höhere HbA1c-Werte entstehen, verbunden mit einem ungünstigeren Erkrankungsverlauf, der die seelische Verfassung wiederum verschlechtert.

Selbsthilfe-Tipps

Offen und ehrlich sein (auch zu sich selbst). Scheuen Sie sich nicht zu erzählen, wenn Sie sich schlecht fühlen, häufig grübeln oder traurig sind. **Es gibt keinen Grund, sich für Gefühle und Gedanken zu schämen.** Erster Ansprechpartner ist in der Regel Ihr Hausarzt oder Ihr Diabetes-Team. Erzählen Sie möglichst konkret, wie Sie sich im Augenblick fühlen, denn dann kann Ihnen am besten geholfen werden. Wenn in der Sprechstunde nur von Einschlafproblemen und Rückenschmerzen berichtet wird, trübe Gedanken und Niedergeschlagenheit aber weggelassen werden, kann schnell ein falsches Bild entstehen. Eine Depression ist von außen nicht unbedingt erkennbar, und ein Arzt weiß dann nicht, dass er nach ihr suchen muss.

Stimmungstagebuch führen. Zusammenhänge und Muster lassen sich hervorragend mit einem Stimmungstagebuch aufspüren. Machen Sie sich bewusst, zu welcher Tageszeit Beschwerden vorhanden sind, und auch, was zu einer Verschlechterung beziehungsweise Besserung der Beschwerden führt. Notieren Sie sich über einen Zeitraum von mindestens ein bis zwei Wochen Ihre Symptome. Zeichnen Sie dabei Uhrzeit, Situation sowie begleitende Empfindungen auf.

Angenehme Aktivitäten einbauen. Je mehr Sie sich zurückziehen, desto weniger positive Erlebnisse haben Sie und desto schlechter ist Ihr Wohlbefinden. Ein Teufelskreis zwischen Rückzug, negativen Gefühlen und weiterem Rückzug. Das Fatale ist, dass es oft so schwerfällt, sich aufzuraffen, und Betroffene sich kaum vorstellen können, dass es ihnen anschließend besser gehen soll. Doch das tut es! Bauen Sie täglich Aktivitäten ein, die Sie als angenehm empfinden: ein kleiner Spaziergang, ein gutes Frühstück, Tiere im Park beobachten, einen leckeren Kaffee in der Sonne trinken, sich ein ausgiebiges Bad gönnen, eine beeindruckende Szenerie fotografieren oder kurz mit einem lieben Menschen reden, bei dem Sie sich geborgen fühlen.

Täglich spazieren gehen. Regelmäßige Bewegung lindert depressive Symptome und ist dabei so effektiv wie ein antidepressives Medikament. Im Idealfall sind 30 Minuten, aber auch bereits 10 Minuten Bewegung effektiv und wirken nachweislich, indem sie unter vielen anderen Dingen:

- die Stimmung verbessern,
- das Wohlbefinden steigern,
- Stress reduzieren,
- zufriedener und selbstbewusster machen,
- die Schlafqualität verbessern.

Bewegung hilft, den Kopf frei und Abstand zu Problemen zu bekommen, denn für belastende Gedanken bleibt wenig Platz, wenn das Gehirn auf eine Aktivität konzentriert ist.

Lichttherapie. Bei einem Spaziergang bekommen Sie, selbst an einem wolkenverhangenen Tag, viel mehr Licht ab als in jedem gut erleuchteten Innenraum. Licht fördert die Produktion von Botenstoffen im Gehirn, die sich günstig auf die Stimmung auswirken (nicht nur bei Winterdepressionen). Falls Spaziergänge tagsüber nicht möglich sind, können auch spezielle Lichttherapielampen Antriebslosigkeit und Niedergeschlagenheit lindern. Zudem verbessert Bewegung an der frischen Luft die Insulinempfindlichkeit der Zellen und wirkt blutzuckersenkend. Und dadurch profitiert auch das Wohlbefinden Schritt für Schritt. Werden Sie aktiv!

Die Kraft der Gedanken nutzen

Gedanken und Gefühle hängen miteinander zusammen und beeinflussen sich gegenseitig. Negative Gedanken führen zu negativen Gefühlen, während positive Gedanken zu positiven Gefühlen führen. Diesen Zusammenhang können Sie sich zunutze machen.

Denn: Unser Gehirn ist eine fleißige Gedankenproduktionsmaschine. Es liefert uns, ungefragt und nahezu permanent, Gedanken über Situationen und Zusammenhänge, um uns vor Gefahren zu schützen. Diese Analysen sind deshalb meist negativ gefärbt. Sie stützen sich auf das, was wir früher gedacht oder erlebt haben, und richten sich auf mögliche Szenarien, die eintreten könnten. Je öfter wir bestimmte Gedanken haben, desto eher stufen wir sie als wahr und richtig ein. Gedanken sind aber lediglich Produkte unseres «Mitarbeiters» Gehirn. Überprüfen Sie negative Gedanken auf Ihren Realitätsgehalt und stellen Sie sich die Frage, ob sie hilfreich für Sie sind.

Negative Gedanken durch positive Gedanken ersetzen. Wir können unser Denken selbst beeinflussen und unser Gehirn sogar umprogrammieren, sodass es positiv «tickt». Das erfordert allerdings Geduld und Wiederholungen. Es gelingt am besten, wenn Sie regelmäßig auftauchenden negativen Gedanken positive entgegensetzen. So wird Ihr Gehirn Stück für Stück in die richtige Bahn gelenkt. Lesen Sie folgende vier Beispielgedanken und beobachten Sie, wie sich beide Varianten anfühlen.

Anstatt: «Ich bin wieder mal selbst schuld, dass der Wert so hoch ist.»

Besser: «Ich bin nicht alleine für meine Blutzuckerwerte verantwortlich, es gibt noch zahlreiche andere Einflussfaktoren.»

Anstatt: «Oh Gott, schon wieder so hoch, ich werde das nie schaffen.»
Besser: «Es ist nicht schlimm, wenn etwas nicht klappt oder schiefgeht. Du schaffst das.»

Anstatt: «Über 250 mg/dl (13,9 mmoll/l)! Ich muss bestimmt bald an die Dialyse und werde blind.»
Besser: «Ein hoher Wert macht noch keine Folgeerkrankungen.»

Anstatt: «Erst eine Hypo und jetzt wieder zu hoch. Die reinste Achterbahnfahrt, furchtbar!»
Besser: «Blutzuckerschwankungen sind bei Diabetes normal. Bleib ruhig. Es ist okay, so wie es gerade ist.»

Schwarz-Weiß-Denken erkennen ... Dieses unheilvolle Gedankenmuster ist nicht nur bei Diabetes-Burnout relevant, sondern auch bei Depressionen typisch:

- «Ohne einen Wert über 180 mg/dl (10,0 mmol/l) war der Tag gut, sobald auch nur ein erhöhter Wert dabei war, war er schlecht.»
- «Ohne Folgeerkrankung bin ich gesund, mit einer beginnenden Folgeerkrankung ist mein Leben fast vorbei.»

... und verändern

Diesen strengen und angstauslösenden Gedanken könnten Sie innerlich beispielsweise folgende Antworten entgegensetzen:

- «Ich kann auch mit zeitweise erhöhten Werten oder leichten Unterzuckerungen eine gute Stoffwechseleinstellung haben.»
- «Ich kann auch mit Folgeerkrankung ein gutes Leben haben, denn sie sind immer besser behandelbar. Darüber

hinaus kann ich selbst eine Menge für meinen Blutzuckerspiegel tun.»

Was Diabetes-psychologische Unterstützung leisten kann

Depressionen sind heute sehr gut behandelbar, das gilt auch für Menschen mit Diabetes. Grundsätzlich profitieren Diabetes-Betroffene von denselben Therapiemaßnahmen, die auch bei stoffwechselgesunden Menschen wirksam sind. Diabeteserfahrene Psychologen und Psychotherapeuten begleiten Sie dabei, mit belastenden Sorgen und Misserfolgen umzugehen, um neue Kraft für die Diabetes-Therapie zu finden und das Leben wieder in einem positiven Licht zu sehen. In manchen Fällen können begleitend Medikamente sinnvoll sein. Weitere Informationen und Internetadressen finden Sie im Verzeichnis am Ende des Buches.

Selbst-Check

Haben Sie sich in den letzten zwei Wochen häufig niedergeschlagen, traurig, bedrückt oder schwermütig gefühlt?

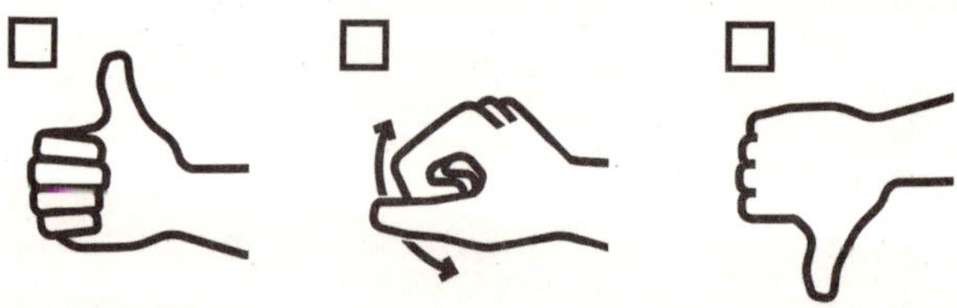

Hatten Sie deutlich weniger Interesse und Freude an Dingen, die Ihnen sonst Spaß gemacht haben?

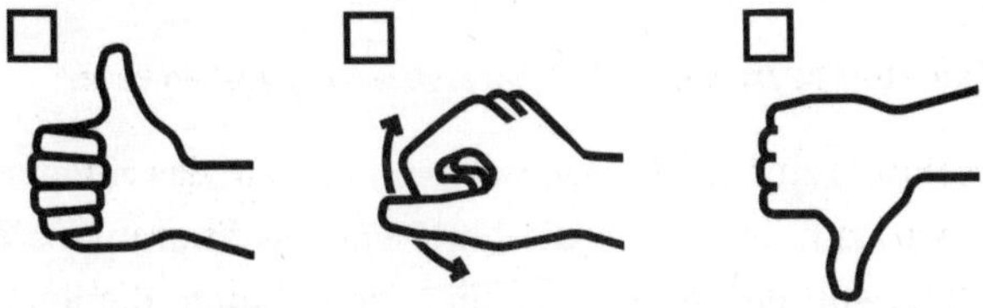

Waren Sie ungewöhnlich antriebslos, müde oder erschöpft?

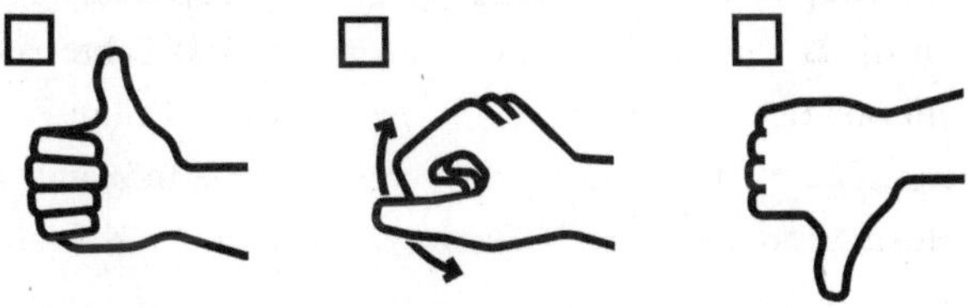

Haben Sie Diabetes und treten bei Ihnen mindestens zwei dieser Leitsymptome auf, sollten Sie sich medizinischen Rat einholen. Der behandelnde Arzt oder Ihr Diabetes-Team unterstützen Sie dabei, gemeinsam einen Weg aus dem Tief zu finden.

KAPITEL 21: Essstörungen bei Diabetes. Von Insulin-Purging, Essattacken und nächtlichem Essen

Magersucht und Bulimie sind vielen bekannt, aber haben Sie schon von «Insulin-Purging» gehört? Was das ist und alles Wichtige zum Thema Essstörungen finden Sie in diesem Kapitel.

Essstörungen sind bei Diabetes nur einen Schritt entfernt

Menschen essen, wenn sie Hunger oder Lust auf Essen haben, und hören damit wieder auf, wenn sie satt sind, ohne sich in besonderer Weise darum kümmern zu müssen. Anders bei Menschen mit Diabetes. Viele Verhaltensweisen, die als mögliche Vorboten einer Essstörung gelten, sind bei Diabetes nur schwer zu vermeiden. Es gehört zur Selbstbehandlung dazu, sich jeden Tag viele Gedanken zum Thema Essen zu machen (Mahlzeiten, Naschen, ständiges Bereithalten von Traubenzucker oder Saft für Unterzuckerungen, Aushalten von Hungergefühlen, essen müssen trotz Sattheitsgefühl sowie Heißhunger bei Unterzuckerungen und vieles mehr), denn zahlreiche Dinge können den Blutzucker beeinflussen. Kommt dann noch Unzufriedenheit mit dem eigenen Gewicht und Körperschema dazu, ist das Risiko für ein gestörtes Essverhalten hoch. Eine Herausforderung für Menschen mit Diabetes. Darüber sprechen fällt vielen nicht leicht.

Die Folgen einer Essstörung bei Diabetes: Patienten essen unregelmäßiger und messen ihren Blutzucker seltener. Dadurch kann der Zuckerstoffwechsel häufiger entgleisen und ist auch langfristig oft schlecht eingestellt, mit vermehrten Komplikationen und Folgeerkrankungen.

Unbeschwertes, spontanes und intuitives Essen geht verloren: Wer seinen Fokus therapiebedingt ständig auf Essen und Gewicht richten muss, ist grundsätzlich gefährdeter, eine Essstörung zu entwickeln. Wenn die Gedanken immer häufiger um Essen, das Gewicht und die Zahl auf der Waage kreisen, kann sich der normale Umgang damit ändern. Ab wann Sie gegensteuern sollten, erfahren Sie in diesem Kapitel.

Selbst-Check

Sind Sie mit Ihrem Gewicht und Ihrer Figur zufrieden?

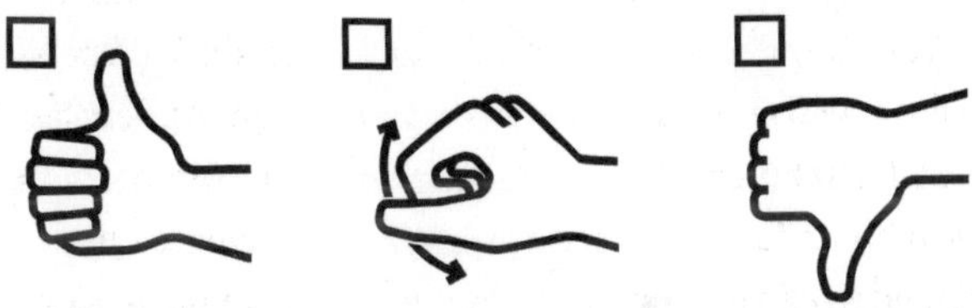

Fragen Sie sich manchmal, ob Ihr Essverhalten noch gesund ist?

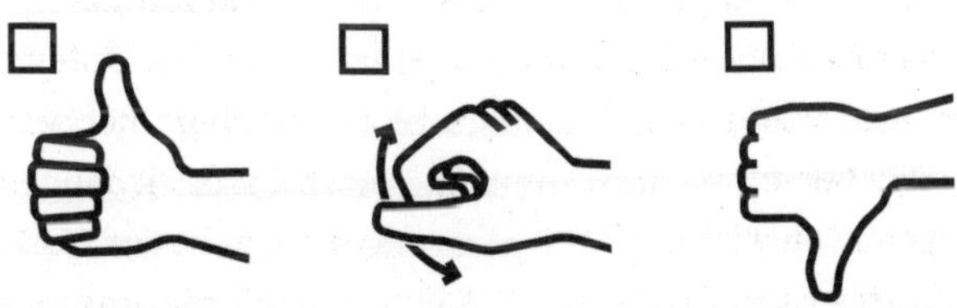

Haben Sie häufig den Gedanken, dass Sie abnehmen sollten?

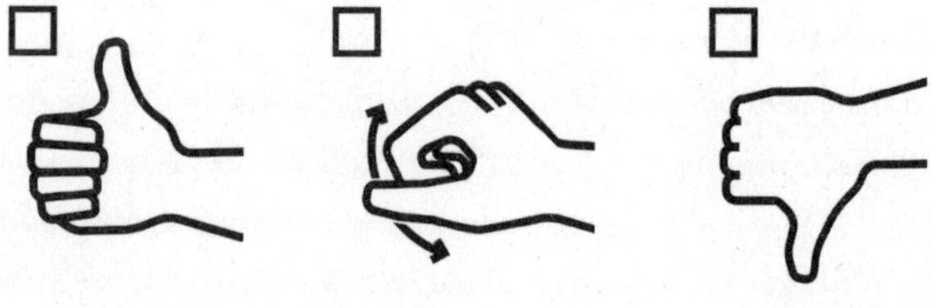

In diesem Kapitel sehen wir uns folgende Essstörungen genauer an:

- bei Typ-1-Diabetes: Insulin-Purging, Bulimie und Magersucht
- bei Typ-2-Diabetes: nächtliches Essen und Binge-Eating-Störung

Woher Essstörungen kommen können

Essstörungen sind keine schlechte Angewohnheit oder ein Zeichen von Disziplinlosigkeit. Es ist zudem alles andere als einfach, wieder normal zu essen, denn seelische Probleme prägen das Geschehen. Essstörungen sind grundsätzlich ein komplexes Zusammenspiel verschiedener Faktoren.

Das Schlankheitsideal unserer Gesellschaft schafft ein Klima, in dem «dünn» mit «glücklich und erfolgreich» gleichgesetzt wird. Menschen mit einem geringen Selbstwertgefühl sind empfänglicher für den Druck, schlank sein zu müssen, und anfälliger dafür, ein gestörtes Essverhalten zu entwickeln. Auch soziale Medien, eine Scheinwelt mit oft unrealistischen Körperinszenierungen, haben großen Einfluss. Wir vergleichen uns heute nicht nur mit Bekannten und Freunden, sondern mit der ganzen Welt.

Negative Äußerungen von Mitmenschen. Noch wichtiger sind abwertende körperbezogene Kommentare von Familie und Freunden, die von unglücklichen Bemerkungen über Po und Oberschenkel bis hin zu massiven Hänseleien reichen. Dadurch kann die Überzeugung entstehen, schlank sein zu müssen, um beliebt zu sein und Anerkennung zu bekommen.

Wie damals zu Hause gegessen wurde, prägt unser Verhalten über lange Zeit. Der Stellenwert von Essen, Gewicht und Figur in der Herkunftsfamilie entscheidet darüber, wie wir unser Leben gestalten, ob starre Ernährungsregeln herrschen oder die Neigung, andere Menschen nach dem Gewicht zu beurteilen.

Diäten können Essstörungen auslösen. Zeitlich befristete Ernährungsänderungen gelten gemeinhin als «Einstieg» in eine Essstörung. Möglichst schnell abzunehmen, ist ein Traum vieler Menschen und ständig Thema in Zeitschriften. Zu irgendeinem Zeitpunkt beginnen Betroffene, ihr Essen einzuschränken – oft auf zunächst «harmlose» Weise. Das Fatale: Eine Diät bringt das Hunger- und Sättigungsgefühl durcheinander. Und wenn die ersten Pfunde purzeln, bekommen Betroffene von allen Seiten Komplimente, die unglaublich guttun können. Die Folge: Das Aussehen wird mit dem Selbstwert verbunden, und eine Negativspirale wird begünstigt. Beides ebnet den Weg in eine Essstörung.

Essstörungen bei Diabetes Typ 1

Besonders Mädchen und junge Frauen mit Typ-1-Diabetes haben doppelt so häufig eine Essstörung wie stoffwechselgesunde Altersgenossinnen. Junge Männer scheinen weniger anfällig zu sein. Meist entwickeln sich Essstörungen in der Zeit nach der Diagnose.

Dass Patienten im Vorfeld der Diagnosestellung in der Regel viel Gewicht verlieren, wird besonders von weiblichen Betroffenen (sowie vom Umfeld) zunächst positiv bewertet. Gerade in der vulnerablen Lebensphase Pubertät, einer Zeit, in der Betroffene sich intensiv mit sich selbst auseinandersetzen, ist die Wahrscheinlichkeit groß, dass das sinkende Körpergewicht als attraktiv eingestuft wird.

Auslöser für eine Körperschemastörung kann die oft nach Beginn der Insulintherapie beobachtete Gewichtszunahme sein (im Schnitt bis zu sieben Kilo im ersten Jahr), verstärkt möglicherweise durch Hypoglykämie-bedingte Heißhungerattacken. Diese können den Weg in eine Essstörung ebnen, sind allerdings nicht gemeint, wenn Essanfälle beschrieben werden.

Eine Gewichtszunahme ist ganz normal, weil sich Körper und Wasserhaushalt wieder erholen. Sie wird von Betroffenen häufig negativ bewertet und von außen entsprechend kommentiert. In Kombination mit einem gefühlten Kontrollverlust über den eigenen Körper kann eine grundsätzliche Abneigung gegenüber der Behandlung entstehen, während die Zufriedenheit mit dem eigenen Körper sinkt.

Insulin-Purging, Bulimie und Magersucht treten häufig in diesem Kontext auf und werden nun vorgestellt.

Besonderer Fall bei Diabetes: Insulin-Purging

Insulin-Purging beschreibt das Phänomen, dass Menschen mit Diabetes (entgegen der ärztlichen Anordnung) Insulin reduzieren oder zeitweise bewusst darauf verzichten, um Gewicht zu verlieren. Durch das Drehen an der Insulinschraube nehmen Betroffene wunschgemäß ab und entwickeln oft begleitend eine Abneigung gegen Insulin. Prinzipiell handelt es sich bei dieser riskanten Strategie um eine Sonderform der Bulimie, mit Essattacken und gegenregulatorischen Maßnahmen – daher auch die Bezeichnung «Diabulimie».

Insulin-Purging ist eine vermeintlich elegante und einfache Methode, üppige Mahlzeiten, Essanfälle oder andere «Sünden» auszugleichen, ohne sich anstrengen oder Sport treiben zu müssen. Durch die geringere Insulindosis steigt der Blutzucker, und die überschüssigen Kohlenhydrate werden vermehrt über die Nieren abgegeben, weshalb man häufig auch von «Erbrechen über die Niere» spricht. Der Preis ist wie erwartet hoch: Es drohen irreversible Schäden an Blutgefäßen, Nerven und Nieren. Im Extremfall kann es aufgrund des Insulinmangels zur lebensgefährlichen Ketoazidose kommen.

Insulin-Purging ist eine heimliche, schambehaftete Erkrankung, die von außen kaum zu erkennen ist. Sie kommt häufig vor, auch viele Erwachsene reduzieren zeitweise ganz bewusst Insulin, ohne dass sich daraus eine behandlungsbedürftige Störung entwickelt. Wenn allerdings die Therapie immer wieder gezielt manipuliert wird, um Gewicht zu reduzieren, ist große Vorsicht geboten.

Wann eine Diabetes-psychologische Behandlung sinnvoll ist

Betroffenen ist oft gar nicht bewusst, dass sie bereits eine Essstörung haben. Wer denkt, er sei selbst schuld an seinen Essanfällen, nimmt die Störung als solche nicht ernst. Es wird zudem meist davon ausgegangen, dieses schädliche Verhalten unter Kontrolle zu haben.

Wenn Sie trotz schlechter Stoffwechseleinstellung und möglicher Komplikationen nicht in der Lage sind, auf Insulinreduktionen zu verzichten, und Sie zudem Gewichts- und Figursorgen plagen, sollten Sie sich professionelle Unterstützung holen. Wichtig bei der Auswahl des behandelnden Therapeuten ist, dass er mit Diabetes vertraut ist.

Betroffene werden in der Therapie wieder an eine gesunde Ernährung herangeführt, es werden Auslöser für Essattacken identifiziert und Bewältigungsstrategien entwickelt, um ein Gefühl der Kontrolle zurückzuerlangen. Eine gute Stoffwechseleinstellung und eine Reduzierung der Angst vor Gewichtszunahme stehen ebenso im Mittelpunkt, um Spätfolgen entgegenzuwirken.

Selbst-Check

Reduzieren Sie regelmäßig Ihr Insulin oder lassen ganze Dosen weg, um Ihr Gewicht zu senken oder «Sünden» auszugleichen?

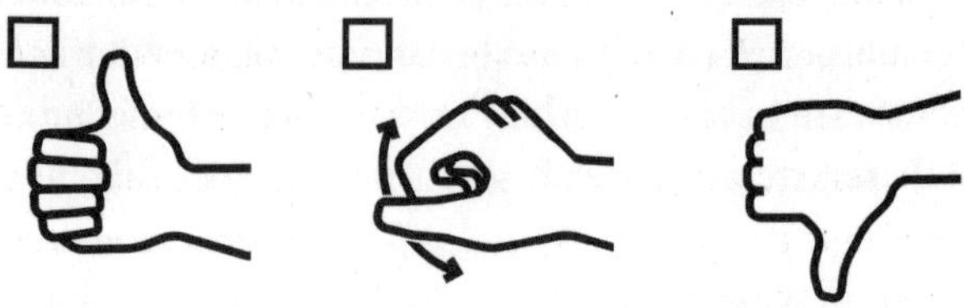

Bulimie

Bei der Bulimie, fachsprachlich Bulimia nervosa, auch als Ess-Brech-Sucht bekannt, stehen wiederkehrende Essanfälle im Vordergrund, denen gegensteuernde Maßnahmen folgen.

Daran können Sie eine Bulimie erkennen

- **mehrmals wöchentliche Essanfälle:** in kurzer Zeit übermäßig viel essen bis zum absoluten Völlegefühl
- **Gegenmaßnahmen:** Erbrechen, Abführmittel oder exzessiver Sport unmittelbar nach den Essanfällen
- **Scham- und Schuldgefühle**
- Betroffene sind in der Regel **normalgewichtig**

Kennzeichnend ist eine andauernde Beschäftigung mit dem Thema Essen, kombiniert mit einer ständigen Gier nach Nahrungsmitteln und dem Versuch, aufgenommene Kalorien wieder loszuwerden. Ausgangspunkt ist der Verzehr von «verbotenen» Nahrungsmitteln. Es folgen Schuldgefühle, Fastenperioden und erneute Essanfälle. Erkrankte erleiden immer wieder Essattacken, bei denen sie in kurzer Zeit große Mengen kohlenhydrat- und fettreicher Nahrungsmittel zu sich nehmen. Aus Angst zuzunehmen, erbrechen sie das Essen bald wieder oder nehmen Abführmittel in hohen Dosen ein. Das Erbrechen findet im Geheimen statt, selbst Angehörige bemerken es oft lange Zeit nicht.

Für Diabetes ist eine Bulimie sehr ungünstig. Sie führt zu schlechteren Blutzuckerwerten, da die passende Insulingabe für die großen Kohlenhydratmengen und die Gegenmaßnahmen kaum bestimmt werden kann. Das Risiko für Folgeerkrankungen wächst, ebenso das Sterberisiko.

Wann eine Diabetes-psychologische Behandlung sinnvoll ist

Sobald wiederholt Essattacken auftreten und Sie das Gefühl haben, die Kontrolle darüber zu verlieren, sollten Sie in Erwägung ziehen, sich professionelle Unterstützung zu holen, um wieder zu einem normalen Essverhalten zu finden. Eine psychotherapeutische Behandlung ist der wichtigste Therapiebaustein. Dort werden unter anderem individuelle Ursachen beleuchtet und Sorgen vor einer Gewichtszunahme bearbeitet.

Je nach Ausprägung kann auch eine stationäre Behandlung erforderlich sein. Wichtig ist, dass behandelnde Psychotherapeuten mit der Erkrankung Diabetes vertraut sind.

Selbst-Check

Leiden Sie unter wiederkehrenden Essanfällen, denen Gegenmaßnahmen folgen?

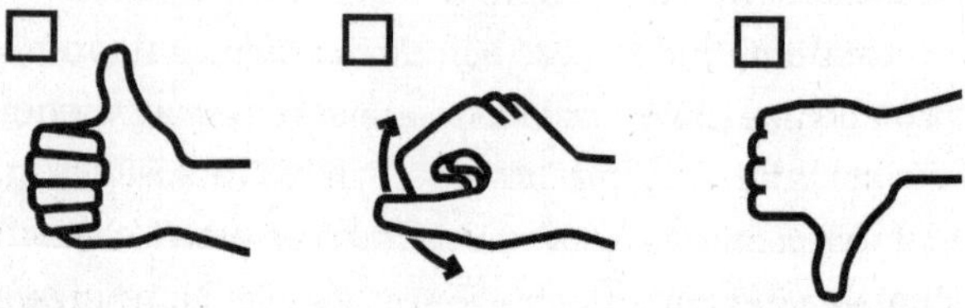

Magersucht

Eine Magersucht (fachsprachlich Anorexia nervosa oder auch Anorexie) ist eine schwerwiegende und langwierige Erkrankung, die häufig heranwachsende Mädchen und junge Frauen betrifft. Charakteristisch ist die absichtlich gesteuerte Gewichtsabnahme, die sich bei Diabetes besonders ungünstig auf Stoffwechseleinstellung und Organe auswirkt. Viele leiden zusätzlich an Depressionen oder Ängsten.

Daran können Sie eine Magersucht erkennen

- **stark eingeschränkter Speiseplan,** möglichst fett- und kalorienarm
- **bestimmte Essrituale** wie langsames Essen
- Maßnahmen für **zusätzlichen Kalorienverbrauch**
- **verzerrtes Körperbild**
- Betroffene sind in der Regel **untergewichtig** (BMI unter 18,5)

Eine Magersucht geht weit darüber hinaus, nur auf seine Ernährung zu achten und regelmäßig Sport zu treiben. Es bedeutet, dass jemand absichtlich hungert, weil sie (oder er) sich als zu dick oder unförmig empfindet – und nicht mehr damit aufhören kann.

Um abzunehmen, werden strikte Ernährungsregeln eingehalten: Vermeintliche «Dickmacher» werden vom Speiseplan gestrichen oder durch energieärmere Varianten ersetzt, Lebensmittel in «erlaubt» und «nicht erlaubt» eingeteilt oder Nahrungsmittel klein geschnitten. Zusätzlich werden Maßnahmen ergriffen, um das Abnehmen zu beschleunigen, wie Appetitzügler zu nehmen, längere Strecken zu Fuß zu gehen oder die Jacke an kalten Tagen wegzulassen. Manchmal wird auch Insulin-Purging zur Gewichtskontrolle eingesetzt. Unglücklicherweise fühlen sich Betroffene zu Erkrankungsbeginn häufig regelrecht beflügelt und durch positive Bemerkungen ihres Umfelds angespornt. Jedoch läuft irgendwann alles aus dem Ruder.

Das Gewicht wird oft kontrolliert, denn es besteht die Sorge, dick zu werden (auch wenn Betroffene bereits mager sind). Ein normales Körpergewicht erscheint nicht akzeptabel. Speziell bei der Magersucht ist das Kontrollgefühl, das als Folge der Störung entsteht, ein wichtiger das Krankheitsbild aufrechterhaltender Faktor: Es gibt Erkrankten ein gutes Gefühl, den Hunger und damit den Körper zu beherrschen. Perfektionismus und Leistungsorientierung stehen häufig mit einer Magersucht in Verbindung.

Die Schwere der Krankheit kann aufgrund der verzerrten Wahrnehmung des eigenen Körpers, vergleichbar mit einem Zerrspiegel, kaum erkannt werden. Typisch ist, dass Betroffene das Zerstörerische ihres Essverhaltens lange nicht erkennen und es beibehalten möchten. Innerfamiliäre Überzeugungsversuche scheitern häufig und münden in ausgeprägte Konflikte.

Behandlung einer Magersucht

Da eine unbehandelte Magersucht gefährliche, mitunter lebensbedrohliche Konsequenzen haben kann, ist eine möglichst frühzeitige psychotherapeutische Behandlung neben weiteren Maßnahmen der wichtigste Therapiebaustein. Je nach Ausprägung der Symptomatik ist häufig eine stationäre Behandlung erforderlich. Dort werden individuelle Ursachen und das Krankheitsbild aufrechterhaltende Bedingungen bearbeitet, damit Betroffene wieder zu einem normalen Essverhalten finden und sich selbst akzeptieren lernen. Eine Zunahme des Gewichts steht im Vordergrund. Wichtig ist, dass behandelnde Psychotherapeuten mit der Erkrankung Diabetes vertraut sind.

Selbst-Check

Spricht Ihr Umfeld Sie darauf an, dass Sie zu dünn sind?

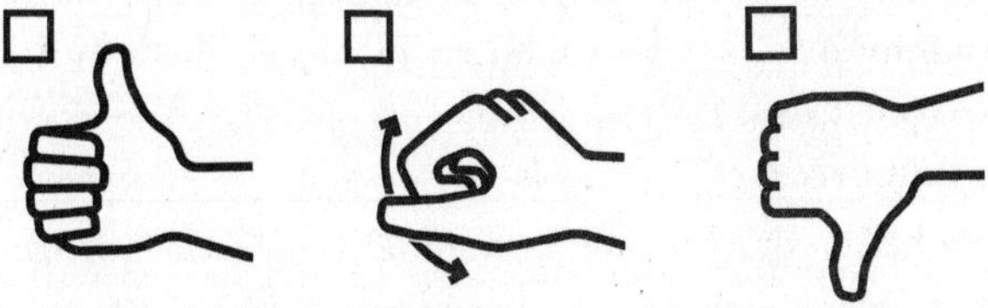

Achten Sie darauf, nicht mehr als eine bestimmte Kalorienmenge am Tag zu essen?

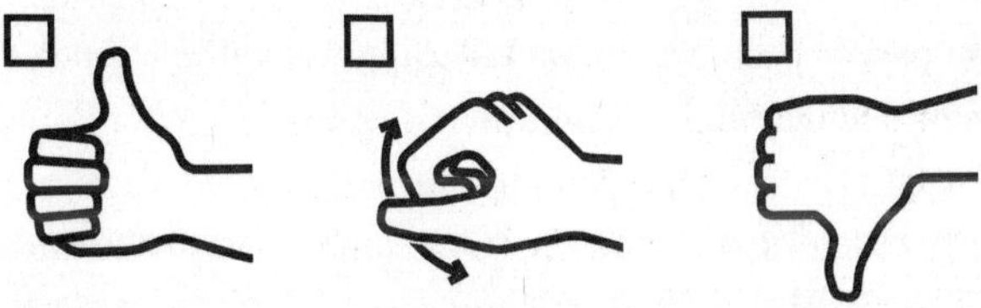

Gibt Ihnen Abnehmen ein Gefühl von Stärke, das Sie nicht aufgeben möchten?

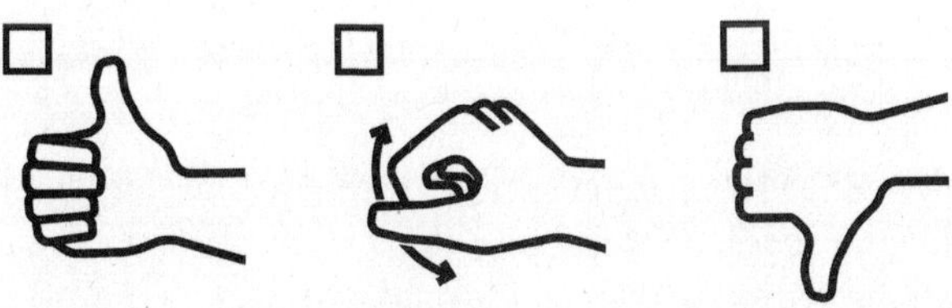

Essstörungen bei Diabetes Typ 2

Bei den meisten Menschen mit Typ-2-Diabetes besteht bereits vor der Manifestation der Stoffwechselstörung eine Essstörung. In diesen Kontext lassen sich das nächtliche Essen und die Binge-Eating-Störung einordnen.

Nachtesser-Syndrom: Wenn nächtliches Naschen krankhaft wird

Sind Sie schon einmal nachts an den Kühlschrank gegangen? Dass man zu vorgerückter Stunde manchmal Hunger bekommt und etwas essen möchte, ist nicht ungewöhnlich. Nächtliches Naschen kann lediglich eine schlechte Angewohnheit sein, aber auch ein Hinweis auf eine Essstörung. Die Erkrankung ist noch weitgehend unbekannt und kaum erforscht, scheint aber bei Typ-2-Diabetes häufiger vorzukommen.

Menschen mit Typ-2-Diabetes berichten oft, dass Sorgen um das Gewicht «schon immer» ein Thema gewesen sei. Sie haben häufig das Gefühl, sich an strikte Essenspläne halten und sich permanent beherrschen zu müssen. Das kann Druck und kompensatorische Essanfälle auslösen. Daneben tragen Selbstwertprobleme und ein negatives Körperbild zur Entstehung und Aufrechterhaltung einer Essstörung bei.

Daran können Sie nächtliches Essen erkennen

- starkes Verlangen nach kohlenhydratreicher Nahrung beginnt **nach dem Abendessen**
- **Oder: stundenlange Schlaflosigkeit, nächtliches Erwachen** mit regelrechtem Heißhunger, der nur schwer zu unterdrücken ist

- **anfallartiges Essen** mit Kontrollverlust
- Betroffene sind in der Regel **übergewichtig** (BMI über 25)

Unter dem Begriff Nachtesser-Syndrom, auch Night-Eating-Syndrom genannt, wird eine übermäßige Nahrungsaufnahme (mindestens 25 Prozent der täglichen Kalorienaufnahme) nach der letzten Tagesmahlzeit oder mitten in der Nacht verstanden. Begleitet von Anspannung und schlechter Stimmung am Abend und Sorgen um Gewicht und Figur. Es werden innerhalb kurzer Zeit große Mengen Kohlenhydrate aufgenommen (Nudeln, Brot, Süßigkeiten), ohne sich wirklich satt zu fühlen und ohne im Anschluss gegensteuernde Maßnahmen zu ergreifen. Manchmal wachen Betroffene auch mitten in der Nacht auf und haben das Gefühl, nicht wieder einschlafen zu können, ohne etwas zu sich genommen zu haben. Am nächsten Morgen haben sie keinen Appetit, sind müde, reizbar und schämen sich rückblickend. Der Essrhythmus verschiebt sich. Erschwerend kommt hinzu, dass sich Betroffene von ihren Angehörigen kaum ernst genommen fühlen. Der Leidensdruck ist groß.

Durch das Überessen und die damit einhergehende positive Energiebilanz wird Übergewicht auf Dauer stark begünstigt und die Blutzuckereinstellung gehörig durcheinandergewirbelt. Nachtesser haben meist erhöhte HbA1c-Werte, hohe morgendliche Blutzuckerwerte und schwankende Nachtverläufe. Zudem sinkt die Lebensqualität, und Depressionen werden begünstigt. Die Leidtragenden fühlen sich vermehrt gestresst, was durch schlechte glykämische Kontrolle verstärkt wird.

Was eine Diabetes-psychologische Behandlung leisten kann

Empfohlen wird das Führen eines Tagebuchs, in dem das Schlaf- und Essverhalten protokolliert wird, zusammen mit begleitenden Emotionen und Gedanken. Das kann bei leichter Ausprägung ausreichen, Zusammenhänge und emotionale Auslöser zu erkennen und gegenzusteuern. Zentral ist ein strukturiertes Essverhalten mit regelmäßigen Mahlzeiten tagsüber, ohne längere Fastenzeiten (und ohne Verbote und Restriktionen), um den Essensdruck in den Abendstunden zu reduzieren. In manchen Fällen kann eine medikamentöse Begleitung hilfreich sein.

Selbst-Check

Essen Sie regelmäßig am späten Abend oder nachts größere Mengen?

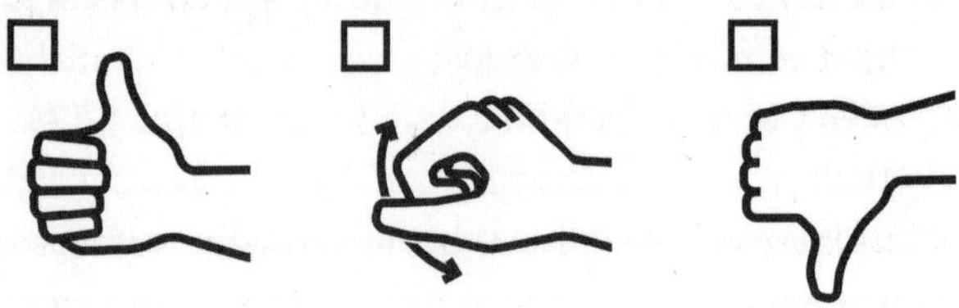

Binge Eating Störung

Die Binge-Eating-Störung bedeutet wörtlich übersetzt «Essgelage» und ist im Prinzip eine Bulimie ohne gegensteuernde Maßnahmen. Sie ist gekennzeichnet durch wiederkehrende Essanfälle. Im Gegensatz zu Magersucht und Bulimie sind auch viele Männer davon betroffen (im Schnitt 30 Prozent). Die Binge-

Eating-Störung ist die häufigste Essstörung in Deutschland. Depressionen, Ängste und zwischenmenschliche Konflikte gehen oft mit ihr einher.

Bei vorhandenem Diabetes erhöht sich durch eine Binge-Eating-Störung das Risiko für eine Insulinresistenz und das metabolische Syndrom, denn die Essstörung kann zu erhöhtem HbA1c und Body-Mass-Index sowie erhöhten Blutdruckwerten führen. Folgeerkrankungen können so frühzeitiger einsetzen und eine gute Stoffwechseleinstellung behindern.

Woran Sie Binge-Eating erkennen

- regelmäßige **Essanfälle** mit Kontrollverlust
- **keine Gegenmaßnahmen** im Anschluss
- **Scham- und Schuldgefühle**
- Betroffene sind in der Regel **übergewichtig oder adipös**

Menschen mit einer Binge-Eating-Störung lieben Essen grundsätzlich, benutzen Nahrungsmittel tendenziell aber auch dazu, mit negativen Gefühlen zurechtzukommen. Vor einem Essanfall fasten Betroffene oft stundenlang, bis der Essensdruck schließlich übermächtig wird. Bei den Essanfällen stopfen sie übermäßig große Nahrungsmengen in einem kurzen Zeitraum in sich hinein, begleitet von dem Gefühl, das Ganze nicht mehr kontrollieren zu können. Danach folgen nicht nur ein unangenehmes Völlegefühl, sondern auch Deprimiertheit, Schuldgefühle und ein Ekel sich selbst gegenüber. Betroffene verzichten zwar (im Gegensatz zur Bulimie) im Anschluss auf selbst herbeigeführtes Erbrechen, Abführmittel oder exzessiven Sport, es besteht aber ein starker Wunsch abzunehmen. Menschen mit einer Binge-Eating-Störung leiden unter ihrem Gewicht, in der Regel essen sie alleine und verschweigen ihr Essverhalten aus Scham vor ihren Mitmenschen. Der Öffentlichkeit werden oft ein gesundes Essverhalten und kalorienarme Mahlzeiten präsentiert. Die Einkäufe werden häufig so gestaltet, dass gezielt fette und kaloriendichte Lebensmittel für die Essattacken eingekauft werden, die sonst nicht «erlaubt» wären, wie Pommes, Burger und Schokolade. Im Lauf der Zeit steigt durch die übermäßige Kalorienaufnahme das Gewicht an. Der Leidensdruck ist groß.

Was eine Diabetes-psychologische Behandlung leisten kann

Viele Betroffene haben eine lange Diätgeschichte hinter sich, bevor sie eine Psychotherapie für die Binge-Eating-Störung aufsuchen. Typisch ist ein wechselhafter Verlauf, der von stabilen Phasen mit besseren Lebensumständen bis hin zu unkontrolliertem Essverhalten reicht. Teilweise gelingt eine Gewichtsreduktion, langfristig unbehandelt allerdings zumeist nicht. Betroffene denken oft, sie müssten sich nur mehr zusammenreißen, um das Problem in den Griff zu bekommen.

Häufig genügt eine ambulante Behandlung, in manchen Fällen ist eine stationäre sinnvoll. Ergänzend werden zum Teil Medikamente eingesetzt. Durch eine Psychotherapie bestehen gute Chancen auf ein symptomfreies Leben und darauf, wieder normal und lustvoll essen zu können – der beste Schutz vor Essanfällen. Eine Gewichtsreduktion steht dabei nicht im Vordergrund, ist aber im Therapieverlauf langfristig eine «Nebenwirkung» gesunden Essverhaltens. Ziel ist neben einem verbesserten Umgang mit Konflikten auch, sich wieder wohler mit sich selbst zu fühlen und ein positives Körperbild aufzubauen.

Selbst-Check

Gibt es manchmal Zeiten, in denen Sie große Mengen essen und sich im Nachhinein schämen?

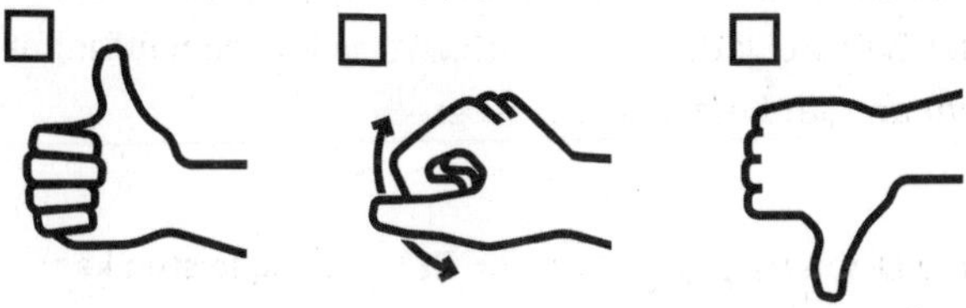

Kurz & kompakt: Tipps, um Essstörungen vorzubeugen

- **Ernährung nicht zum Dauerthema machen.** Essen und Aussehen sollten nicht Ihr Gesprächsinhalt Nummer eins sein.
- **Tabus und Verbote auflösen,** denn sie sind ein Risikofaktor für Essstörungen. Bauen Sie ganz bewusst Süßes, Fettiges oder Salziges in Maßen in Ihren Alltag ein.
- **Keine ständige Verfügbarkeit:** Stellen Sie Süßes, Limo und Co. aber auch nicht ständig zur Verfügung. Genießen Sie zu bestimmten Zeiten und in Maßen.
- **Gemeinsam essen.** Eine gute und regelmäßige Esskultur mit Familie oder Partner stärkt die Beziehungen – sich gesund satt essen und dabei gut unterhalten.
- **Den eigenen Körper akzeptieren.** Je mehr Sie das tun, desto weniger anfällig sind Sie. Sie sind genau so richtig, wie Sie sind.
- **Andere nicht wegen ihres Gewichts kritisieren.** Hin-

terfragen Sie auch Ihr eigenes Schönheitsideal in Verbindung mit «gut aussehen» und «schlank sein».

- **Negativen Gefühlen begegnen.** Sprechen Sie Unangenehmes an und lernen Sie, Konflikte auszuhalten, ohne sie durch Essen zu kompensieren.

TEIL E:

Zeit für einen Perspektivenwechsel: Diabetes anders betrachten. Wo Schatten ist, ist auch Licht

Das letzte Buchkapitel liegt jetzt vor Ihnen. Es ist nun an der Zeit, den Diabetes von einer ganz anderen Seite zu betrachten.

Inspirierende Sichtweisen von Menschen mit Diabetes

- «Das Leben mit der Erkrankung hat mich zu dem Menschen gemacht, der ich heute bin.»
- «Ich lebe nicht für meinen Diabetes, sondern mit ihm.»
- «Seit der Diagnose lebe ich deutlich gesünder und achte mehr auf meine Gesundheit.»
- «Diabetes hat mich resilienter, mutiger und dankbarer gemacht.»
- «Ich bestimme, nicht mein Diabetes.»
- «Diabetes ist vielleicht lästig, aber absolut handelbar.»
- «Es war bei Weitem nicht so entbehrungsreich, wie ich dachte.»
- «Ich kann mir ein Leben ohne Diabetes gar nicht mehr vorstellen, er gehört zu mir und ist sogar zu einem Freund geworden, der tagtäglich mit mir durch dick und dünn geht.»
- «Ich habe wundervolle Leute und eine super Gemeinschaft im Internet kennengelernt.»
- «Es hat mir unheimlich geholfen, Leute zu finden, denen es ähnlich geht.»
- «Ich bin okay, so wie ich bin.»
- «Gib dich niemals auf!»

Treffen diese Zitate auch auf Sie zu? Wenn ja, welche? Bitte kreuzen Sie zutreffende an.

Können Sie die Liste um weitere positive Aspekte ergänzen?

....

....

....

Ganz normal: Diabetes zunächst als Belastung betrachten

Am Anfang empfinden die wenigsten Diabetes als Bereicherung. Solange wir gesund sind und uns über unseren Körper keine großen Gedanken machen müssen, ist es selbstverständlich, dass «die Maschine läuft». Die Achtlosigkeit dem Körper gegenüber ändert sich spätestens dann, wenn wir krank werden. Dann wird bislang Gelebtes und Vertrautes infrage gestellt. Wenn Menschen aus der Achtlosigkeitsblase herausgerissen werden, wird das wie eine Wende im Leben erlebt. Der Stellenwert der Gesundheit wandelt sich.

Die chronische Erkrankung Diabetes hält neben vielen Herausforderungen aber auch positive Überraschungen bereit.

Das glauben Sie nicht?

Dann dürfen Sie auf die folgenden Seiten gespannt sein. Hier finden Sie die am häufigsten vorkommenden positiven Entwicklungen, von denen Menschen mit Diabetes berichten. Denn Schatten zeigt, dass auch Licht in der Nähe ist.

Die 180-Grad-Wendung: Diabetes kann auch für etwas gut sein

Persönliche Weiterentwicklung durch die Erkrankung. Es ist völlig in Ordnung, sich ab und an zu fragen «Warum ich?» (wenn wir uns an das erste Kapitel erinnern). Es sind nie die komfortablen Momente im Leben, die für eine Weiterentwicklung der Persönlichkeit und des individuellen Lebenswegs sorgen, sondern unangenehme Dinge wie Krisen, Schicksalsschläge oder eben Erkrankungen. Dinge, die zu Beginn negativ bewertet und innerlich abgelehnt werden und die durch das Bewältigen zu persönlichem Wachstum führen – und zu einer neuen Identität, von der Diabetes ein Teil geworden ist. Durch eine Erkrankung verschließen sich so manche Wege, zeigen aber im Gegenzug neue Abzweigungen auf, die ansonsten verborgen geblieben wären.

Ein «neues» gutes Leben. Sie müssen nicht auf Dinge verzichten, nur weil Sie Diabetes haben. Sie können immer noch Spaß mit Ihren Freunden haben, Zeit mit Ihrer Familie verbringen, Pläne machen und Ihr Leben so facettenreich und erfüllend gestalten, wie Sie möchten. Es gibt im Grunde keine Verbote – auch mit Diabetes können Sie das Leben bejahen und genießen. Und das sollen Sie auch! Jeder Augenblick bietet eine Gelegenheit, etwas daraus zu machen. Viele Diabetes-Betroffene erleben den Alltag viel bewusster und haben gelernt, den Moment und Kleinigkeiten mehr zu schätzen – und kleine Alltagssorgen zu relativieren. Es kommt allein auf Ihre Einstellung an. Das Leben hat so viel mehr zu bieten als diese chronische Erkrankung. Und Ihre Person macht so viel mehr aus, als Diabetes zu haben – das ist nur eine Facette.

Diabetes als Gesundheitscoach. Die Erkrankung lädt geradezu ein, den bisherigen Lebensstil unter die Lupe zu nehmen und über Veränderungen nachzudenken, die vielleicht längst fällig gewesen sind. Diabetes ist nicht nur ein stummer Begleiter, sondern kann ein aktiver Berater und Feedbackgeber sein, der widerspiegelt, wie es um Ihre Gesundheit bestellt ist, und sanft darauf aufmerksam macht, wenn eine Kurskorrektur erforderlich ist. Diabetes ermutigt geradezu, sich mit Bewegung und ausgewogener Ernährung zu beschäftigen. Nicht selten entwickeln Betroffene mehr Geduld und (auch wenn das zunächst paradox klingen mag) oft auch eine Dankbarkeit der Erkrankung gegenüber.

Stärkere Verbundenheit mit Partner und Familie. Die engsten Angehörigen erleben Diagnose, Arztbesuche und Krankenhausaufenthalte hautnah mit und steigen mit Ihnen gemeinsam in eine Achterbahn der Gefühle. Das lässt familiäre Bindungen stärker werden und schweißt Angehörige zusammen. Eine gute Gelegenheit, als Familie oder Paar gemeinsam zu wachsen und sich weiterzuentwickeln.

Viele bereichernde Begegnungen erleben. Ob in Schulungen, Selbsthilfegruppen, in der Diabetes-Praxis oder in sozialen Medien, überall finden sich Gelegenheiten, um andere Diabetes-Betroffene oder Angehörige kennenzulernen und sich auszutauschen. Dabei entstehen oft ganz besondere Begegnungen, die durch das gemeinsame Meistern des Alltags zu tiefen Gesprächen mit einer intensiv erlebten Verbundenheit führen können. Dieses faszinierende Sich-verstanden-Fühlen, wie es nur von Menschen mit einem ähnlichen Schicksal nachgefühlt werden kann.

Mehr Kraft und innere Klarheit erfahren. Diabetes-Akzeptanz ist nicht nur ein Prozess, sondern auch ein Zustand, der sich irgendwann einstellt. Das geschieht zwar nicht über

Nacht, kann aber plötzlich spürbar werden. Patienten berichten, dass sie irgendwann bemerken, dass eine Veränderung eingesetzt hat und sie plötzlich das Gefühl haben, eine viel klarere Sicht auf die Welt und die Erkrankung zu haben – und der Diabetes mit seiner Bedeutung zunehmend in den Hintergrund rückt. Zudem können sie sich besser auf wesentliche Dinge im Leben fokussieren und unterscheiden, was wichtig ist und was nicht.

Neue sinnstiftende Tätigkeiten entdecken. Menschen mit Diabetes werden im Laufe der Zeit zu regelrechten Experten in Sachen Medizin, Ernährung und Bewegung (und mit dem Lesen dieses Buches auch in Psychologie). Manche entdecken ihre berufliche Leidenschaft und widmen ihr Leben der Arbeit mit anderen Diabetes-Betroffenen. Andere wiederum engagieren sich ehrenamtlich in Vereinen oder Selbsthilfegruppen. Auf Facebook, Instagram und Co. finden sich immer mehr Betroffene, um die Erkrankung bekannter zu machen, ein Vorbild für andere zu sein und zum Austausch einzuladen.

Einen spirituellen Sinn erkennen. Wenn Sie sich manchmal fragen, was die Krankheit und Ihr Leben im Allgemeinen für einen Sinn haben könnten, sind Sie damit keinesfalls alleine, denn Menschen begeben sich seit jeher auf Sinnsuche (und besonders oft in Krisen). Menschen brauchen sinnvolle Aufgaben und Beschäftigungen, an denen sie wachsen können, Orientierung und Erfüllung finden. Wir möchten das, was wir tun, als gut, wertvoll und richtig ansehen. Sinn können wir aber niemals produzieren oder herstellen, wir können ihn nur finden. Leben mit Diabetes ist nicht immer leicht und macht nicht an sich glücklich, es kann aber durchaus sinnvoll sein – Glück wird oft mit Sinn verwechselt.

Vielleicht ist es Ihre persönliche Aufgabe, die es zu meistern und zu erfüllen gilt. Das eigene Leben in einem höheren Gesamtzusammenhang zu sehen und sich als Teil von etwas Größerem zu fühlen, kann unheimlich motivieren. Menschen, die ihr Leben als sinnerfüllt betrachten, sind seelisch robuster gegenüber Herausforderungen.

Es ist also möglich: gut leben mit Diabetes.

Selbst-Check

Positive Veränderungen

Halten Sie es für möglich, dass die Bewältigung Ihres Diabetes für irgendetwas gut sein könnte?

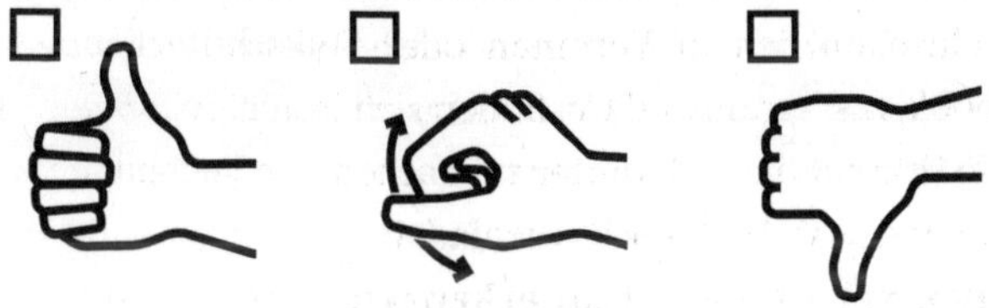

Kurz & kompakt: 12 Essentials aus diesem Buch

Diabetes ist ein 24/7-Job – zusätzlich zu Ihren bisherigen alltäglichen Aufgaben.

Immer perfekte Werte zu haben, ist unmöglich.

Nicht jeder hohe Wert führt automatisch zu einer Folgeerkrankung. Und selbst wenn, sind diese heute gut behandelbar.

Lernen, Diabetes anzunehmen, statt dagegen zu kämpfen.

Zu sich und zum Diabetes stehen und nicht von anderen verunsichern lassen.

Sich Unterstützer und Diabuddys suchen.

Wohlbefinden und seelische Balance selbst aktiv beeinflussen. Das bessert die Stoffwechseleinstellung.

Sich bei psychischen Erkrankungen Hilfe suchen.

Attraktive Ziele wirken wie ein Magnet für Veränderungen.

Dauerhafte Verhaltensänderungen statt Kurzerfolge anstreben.

Insulin kann eine gute Therapieoption sein, sollten Medikamente nicht ausreichen.

Diabetes als Chance – wo Schatten ist, ist immer auch Licht.

ANHANG

Verzeichnis von diabetesbezogenen Internetseiten

Online-Psychologie & Ansprechpartner

www.diabetes-psychologin.de
www.diabetes-psychologie.de/psychotherapeutensuche
www.diaengel.de

Allgemein & Informationen

www.deutsche-diabetes-gesellschaft.de
www.diabetes-psychologie.de
www.diabinfo.de
www.diabetesde.org
www.diabetesnews.de
www.weltdiabetestag.de

Vorträge, Videos & Podcasts

www.diabetes-anker.de
www.diabetesde.org/doc2go
www.gesuender-unter-7.de

Literatur

Bartus, B., Hilgard, D. & Meusers, M. (2016). Diabetes und psychische Auffälligkeiten. Diagnose und Behandlung von Kindern, Jugendlichen und jungen Erwachsenen. Stuttgart: Kohlhammer.

Bundeszentrale für gesundheitliche Aufklärung (BZgA). Resilienz und psychologische Schutzfaktoren im Erwachsenenalter. Forschung und Praxis der Gesundheitsförderung. Band 43. Wiehl: Welpdruck.

Clear, J. (2020). Die 1%-Methode. Minimale Veränderung, maximale Wirkung. München: Goldmann.

Deutsche Diabetes Gesellschaft. Psychosoziales und Diabetes (Teil 1 und 2). S2-Leitlinien. Langversion 2013. Verfügbar unter: www.diabetes-psychologie/downloads/leitlinie

Demmel, R. (2011). Alles eine Frage der Motivation? Motivational Interviewing in der Gesundheitsförderung. In: Ernährung im Fokus 05/2011, S. 194–197.

Fiechtl, C. (2022). Food Feelings. Wie Emotionen bestimmen, was wir essen. 2. Auflage., Wien: Kremayr & Scheriau.

Hirsch, A. (2001). Diabetes ist meine Sache. Hilfen zum Umgang mit Angst, Wut und Traurigkeit. Mainz: Kirchheim.

Kubiak, T. & Grammes, J. (2022). Diabetes mellitus. Göttingen: Hogrefe.

Legenbauer, T., Beutel, M. & Benecke, A. (Hrsg.) (2022). Diabetes mellitus und Essstörungen. Herausforderungen für die interdisziplinäre Behandlung. Berlin: De Gruyter.

Miller, W. & Rollnick, S. (2015). Motivierende Gesprächsführung. Motivational Interviewing: 3. Auflage des Standardwerks in Deutsch. Freiburg im Breisgau: Lambertus.

Petrak, F. & Herpertz, S. (2013). Psychodiabetologie. Berlin, Heidelberg: Springer.

Petrak, F. (2017). Diabetes und Depression. Ein kognitiv-verhaltenstherapeutisches Manual. Berlin: Springer.

Paust, R., Krämer-Paust, R., Schönrade, U. & Thomas, B. (2023), Praxisbuch Psychodiabetologie. Psychosoziale Aspekte der Diabetesbehandlung. Köln: Deutscher Ärzteverlag.

Schaaf, K. (2020). Manchmal hat's mit Zucker nichts zu tun. Ein Plädoyer für einen gelassenen Umgang mit Blutzuckerwerten. Hamburg: tredition.

Steinberg, M. & Miller, W. (2015). Motivational interviewing in diabetes care. New York: Guilford Press.

Stenzel, A. (2012). Diabetes akzeptieren und Motivation gewinnen. Selbsthilfe mit der Diabetes-Akzeptanz- und Commitment-Therapie (DACT). Mainz: Kirchheim.